Clinical Neurophysiology of Photosensitive Epilepsy

光感受性てんかんの臨床神経生理

八乙女クリニック院長
高橋　剛夫

株式会社　新興医学出版社

序

　図形感受性てんかん者の脳波所見について筆者が報告したのは 1970 年のことであり，以来 30 年有余の年月が過ぎた。ことの発端は乳児重症ミオクロニーてんかん者に認められた図形感受性であり，幾何学図形の凝視によって欠神発作を伴う全般性棘・徐波複合がくり返し誘発されるという，きわめて印象的な臨床・脳波所見であった。ストロボの閃光刺激が視覚刺激による脳波賦活の代名詞と信じていた筆者には，図形感受性の存在は大きな衝撃であった。光感受性てんかん者の閃光刺激で誘発される光突発反応（photoparoxysmal response, PPR）を例に挙げると，それを誘発する光刺激のパラメータとして，それまで注目されていた明るさ（輝度）や点滅周波数に加え，幾何学図形は重要な 1 要因と考えられた。さらにわれわれは，色の関与にも着目した。

　初期の研究目標は PPR を指標にして，光刺激の輝度（cd/m^2）は低く押さえ，PPR を誘発する最適の点滅周波数，幾何学図形，色（赤）を抽出し，その単独と組み合わせ刺激による成績から，有効かつ少数刺激を選出することであった。そのようにして確立された開眼下で施行する検査法が，低輝度視覚刺激による脳波賦活である。これは現在，円形型ストロボフィルター（日本光電）を用いると，手軽に実施できる。初めに，円形型ストロボフィルターを用いた低輝度視覚刺激による脳波賦活への発展経過を叙述する。

　研究過程をふり返ると，1993 年 1 月と 1997 年 12 月の 2 回，それぞれ「テレビゲーム事件」と「ポケモン事件」が発生した際，にわかにマスコミからわれわれの研究成果に対する関心が寄せられた。複雑なテレビ映像によって引き起こされた光感受性発作の理解に，映像と類似輝度の光刺激による研究成績が大いに役立ったように思う。その時，筆者は映像に含まれる赤点滅や図形点滅などが誘発発作の原因になっている可能性を指摘し，その防止策について提言した。両事件から，光感受性発作に関する防止策の一層の充実が急務であることを痛感し，それが点滅自動逓減装置（NEC）の共同研究へ発展した。

　本書の出版にあたり，検査にご協力頂いた被験者の方々，ご家族の皆様に心から感謝致します。研究当初から長年にわたってご指導・協力頂いた塚原保夫東北大学名誉教授・公立はこだて未来大学教授，共同研究者であった青木恭博士，松岡洋夫東北大学教授に深甚の謝意を表します。てんかんの臨床と脳波のご指導を受けた故和田豊治東北大学名誉教授，大熊輝雄東北大学名誉教授・国立精神神経センター武蔵病院名誉総長，Ernst Niedermeyer ジョンズ・ホプキンズ大学名誉教授に厚く御礼を申し上げます。筆者が ESGS 国内共同研究班に参加した際，ご指導頂いた清野昌一国立療養所静岡東病院（てんかんセンター）名誉院長，大田原俊輔岡山大学名誉教授・吉備国際大学教授，山内俊雄埼玉医科大学教授，八木和一静岡神経医療センター（てんかんセンター）院長に深謝します。「視覚と脳波研究会」（1985-1999）は年 1 回，仙台で開催され学際的討論が行われたが，当会をリードして頂いた黒岩義之横浜市立大学医学部教授に感謝致します。研究成果はご支援頂いた人々の賜物であり，以下に名を記して心から感謝の意を表します。低輝度視覚刺激のための脳波賦活装置（SLS-5100, ストロボフィルター）開発にご努力された日本光電工業（株）の金田　聡，佐藤周造，柳原一照，鎗田　勝，様，防止策として有力な，NEC

が開発した点滅自動遙減装置（ATFS）の共同研究でお世話になった故野村正英，山崎敏正，上條憲一，高木陽子様，脳波記録を行った佐々木政一，厨川和哉，片岡和義，竹中千賀子様の諸兄姉に対し，重ねて御礼申し上げます。本書の出版を快諾された新興医学出版社社長，服部秀夫様に心から謝意を表します。

妻克子の多大な援助に感謝して。

　　　2002年5月

著　者

目　次

1章　対象と方法 …………………………………………………………………………… 1

2章　低輝度視覚刺激による脳波賦活への発展経過 ………………………………… 2
 Ⅰ．図形刺激 ………………………………………………………………………… 2
  A．後頭部徐波 …………………………………………………………………… 2
  B．突発波－図形感受性 ………………………………………………………… 2
  C．臨床像 ………………………………………………………………………… 5
 Ⅱ．色刺激－赤と赤点滅刺激 ……………………………………………………… 6
  A．視覚刺激装置No.1 …………………………………………………………… 6
  B．赤と赤点滅刺激 ……………………………………………………………… 7
 Ⅲ．図形，赤，点滅の単独ないし複合刺激 ……………………………………… 8
  A．視覚刺激装置No.2と赤点滅刺激 …………………………………………… 8
  B．色点滅刺激─赤点滅刺激 …………………………………………………… 9
  C．単一・複合視覚刺激 ………………………………………………………… 11
 Ⅳ．光-On・Off刺激，全体野刺激，閃光刺激の眼瞼による拡散 …………… 13
  A．光-On・Off刺激 ……………………………………………………………… 13
  B．全体野刺激 …………………………………………………………………… 13
  C．閃光刺激の眼瞼による拡散 ………………………………………………… 17
 Ⅴ．視覚刺激装置SLS-5100（日本光電） ………………………………………… 18
 Ⅵ．低輝度視覚刺激の意義 ………………………………………………………… 19
 Ⅶ．ストロボフィルター（日本光電） …………………………………………… 22
  A．名札型 ………………………………………………………………………… 22
  B．正方形型 ……………………………………………………………………… 23
  C．円形型 ………………………………………………………………………… 25
  D．各装置によるPPR賦活効果の比較 ………………………………………… 28
 Ⅷ．視野別視覚刺激 ………………………………………………………………… 29
  A．視覚刺激装置SLS-5100を用いて ………………………………………… 29
  B．正方形型ストロボフィルターを用いて …………………………………… 30
  C．PPR精査のための視覚刺激 ………………………………………………… 34
 Ⅸ．光駆動反応 ……………………………………………………………………… 40
  A．全視野刺激 …………………………………………………………………… 40
  B．視野別刺激 …………………………………………………………………… 42
 Ⅹ．視覚誘発電位 …………………………………………………………………… 45

XI．低輝度視覚刺激により誘発されるPPRと高振幅光駆動反応の発現機序 …………48
　　A．PPR ……………………………………………………………………………48
　　B．高振幅光駆動反応 ……………………………………………………………51
　XII．閃光刺激法と円形型ストロボフィルター法の比較 ………………………………53

3章　眼球運動 …………………………………………………………………………55
　I．閉・開眼 …………………………………………………………………………55
　II．眼球偏位 …………………………………………………………………………56
　III．その他 ……………………………………………………………………………56
　IV．閉・開眼と眼球偏位によって誘発される突発波の特徴 …………………………56
　V．「眼性てんかん」について ………………………………………………………58

4章　PPRと臨床相関 …………………………………………………………………60
　I．閃光刺激によるPPRの健康人における出現頻度 ………………………………60
　II．光感受性てんかんについて ………………………………………………………60
　III．視覚刺激により誘発されたPPRと臨床相関 ……………………………………60

5章　PPRと素因 ………………………………………………………………………62

6章　PPRを伴うてんかん者とてんかん分類（1985，1989）………………………63
　I．東北大学医学部付属病院精神科 …………………………………………………63
　II．仙台市立病院精神科 ………………………………………………………………64
　III．八乙女クリニック …………………………………………………………………65

7章　電子ゲーム誘発発作 ……………………………………………………………67
　I．概観 ………………………………………………………………………………67
　II．ロンドン会議（1993）……………………………………………………………69
　III．自験例の検討 ……………………………………………………………………69
　　A．てんかん症候群分類（1989）………………………………………………69
　　B．電子ゲームによる脳波賦活 …………………………………………………69
　　C．神経心理学的脳波賦活 ………………………………………………………70
　IV．ロンドン会議後の文献レビュー …………………………………………………71
　V．ESGS国内共同研究班による成果 ………………………………………………72

8章　ポケモン発作 ……………………………………………………………………74
　I．概　観 ……………………………………………………………………………74

Ⅱ．問題映像の特性 ………………………………………………………………74
　Ⅲ．ポケモン視聴中に出現した急性症状 …………………………………………74
　Ⅳ．ポケモン発作と PPR ……………………………………………………………75
　Ⅴ．ポケモン発作の発症機序 ………………………………………………………76
　　A．Harding の研究成果 …………………………………………………………76
　　B．Tobimatsu らの研究成果 ……………………………………………………76
　　C．筆者のデータ …………………………………………………………………77
　　D．ポケモン発作例の追跡調査 …………………………………………………77

9章　光感受性発作の防止策 …………………………………………………78
　Ⅰ．民放連ガイドライン ……………………………………………………………78
　Ⅱ．映像視聴者の注意 ………………………………………………………………78
　Ⅲ．片眼遮蔽と濃い青の着色メガネの着用 ………………………………………79
　　A．片眼遮蔽 ………………………………………………………………………79
　　B．濃い青の着色メガネの着用 …………………………………………………79
　Ⅳ．点滅自動逓減装置（NEC） ……………………………………………………81

10章　治　療 ………………………………………………………………………85

11章　光感受性発作の予後 ………………………………………………………86

12章　結　語 ………………………………………………………………………88

　文献 …………………………………………………………………………………89

1章　対象と方法

　本研究は筆者が東北大学精神科に在職中(1967-1979)スタートし，その後も仙台市立病院精神科(1980-1993)，八乙女クリニック(1993-2002)で継続されてきたが，対象は主に通院加療中のてんかん者である。

　ルーチンの脳波検査後，視覚刺激による脳波賦活を施行した。前者には安静・睡眠時記録に加え，過呼吸と閃光刺激賦活が含まれる。閃光刺激にはストロボ光刺激装置(LS-703 A, -706 A, 日本光電)を使用し，横臥した被験者の眼前25 cmから刺激した。円盤電極は10～20電極配置法に従って電極糊を使って頭皮に装着した。研究の初期には，13素子脳波計を使ったが，その後は17素子脳波計，次いで21素子デジタル脳波計を使用して現在に及んでいる。当初は同側耳朶を基準電極とした単極導出で記録したが，17素子と21素子脳波計の使用以来，単極・双棘の同時導出を試み，特に光突発反応(PPR)の後頭部領域における出現様式に注目して分析を重ねてきた。

　視覚刺激の直前に室内燈を暗くし(したがって明順応状態)，椅子に座った開眼下の被験者に視覚刺激を与えた。眼鏡をかけた人，服薬している人はそのままで検査を施行した。横臥した安静時の記録と異なって，座ると頭部からの雑音混入が多く，そのため脳波計のlow-cut-, high-cut-filterをそれぞれ0.3と60 Hzにセットして脳波を記録した。

　検査前，被験者と場合によっては家族に検査の種類などについて十分説明し，筆者が装置を操作しながら刺激を与えた。PPRが出現した際，臨床発作の誘発を避けるため，視覚刺激を直ちに中断した。検査後，視力と石原式ひらがな色盲検査表による色覚のチェックを行った。

　脳波は全て筆者が判読した。なお，統計学的検定にはt-検定とカイ二乗検定を用いたが，$p<0.05$以上を有意と判定した。

2章　低輝度視覚刺激による脳波賦活への発展経過

I．図形刺激

　臨床的に図形感受性てんかん（pattern sensitive epilepsy）が疑われ，図形刺激によって3 Hz spike-and-slow-wavesが誘発され（図2-1），同時に欠神発作を随伴していた症例[146,225]の経験がきっかけとなり，われわれは図形刺激による脳波賦活をルーチン検査の1つに組み入れた[146]。本症例は水玉模様と縞模様に過敏性を示したことから，この2種類を図形刺激に用いた（図2-2）。いずれも縦15 cm，横21 cmの大きさにして白紙の中央に貼付し，被験者の眼前20 cmに10～30秒間呈示した。刺激効果を増すために，図形を白熱灯で照射しながら検査を施行した。図形の空間周波数（spatial frequency, cycles/degree）は，水玉が1.7 c/deg，縞模様が3.5 c/deg，図形の白地の輝度は190 cd/m^2，視角に換算した刺激面は43×60度となる。斜縞模様は，縦縞と横縞の重複刺激を避けるために選択した。空間周波数は縞模様に適用され，水玉模様を規定する単位ではない。しかし図2-2の水玉模様を見ると，左右45度に連続性の方向線が垂直・水平線より優位に認められ，その45度連続線を重視して空間周波数を算出した[220]。

　724例（うち498例はてんかん者）に行った図形刺激による主な脳波賦活効果は，後頭部徐波と突発波に2分される[152]。

A．後頭部徐波

　図形刺激により主に5 Hzと1.5-3 Hzの後頭部徐波が誘発され，それら所見が計26例に認められた。後頭部徐波のみが18例，残り8例には後述の突発波も出現した。後頭部5 Hz波は水玉模様，1.5-3 Hz波は縞模様の凝視によって出現する傾向を示し，さらに5 Hz波は男性（6例）より女性（12例）に多く出現した。

　図形刺激によって誘発された後頭部徐波はラムダ波（λ波）[117]に類似しており，事実，λ波は幾何学的模様によって増加することが知られている[53,140]。

B．突発波－図形感受性

　図形刺激によって誘発された突発波のほとんどは全般性であったが，後頭部に限局する局在性突発波も時に出現した。突発波が誘発された38例（男性：10例，女性：28例；年齢：3～52歳）のうち，35例はてんかん者，3例は精神発達遅滞者である。この図形感受性（pattern-sensitivity）の出現率をてんかん者に限ってみると7％である。35例の発作型は全般強直－間代発作（GTCS）が26例（74％），欠神発作が14例（40％），ミオクロニー発作が12例（34％），単純部分発作が7例（20％），

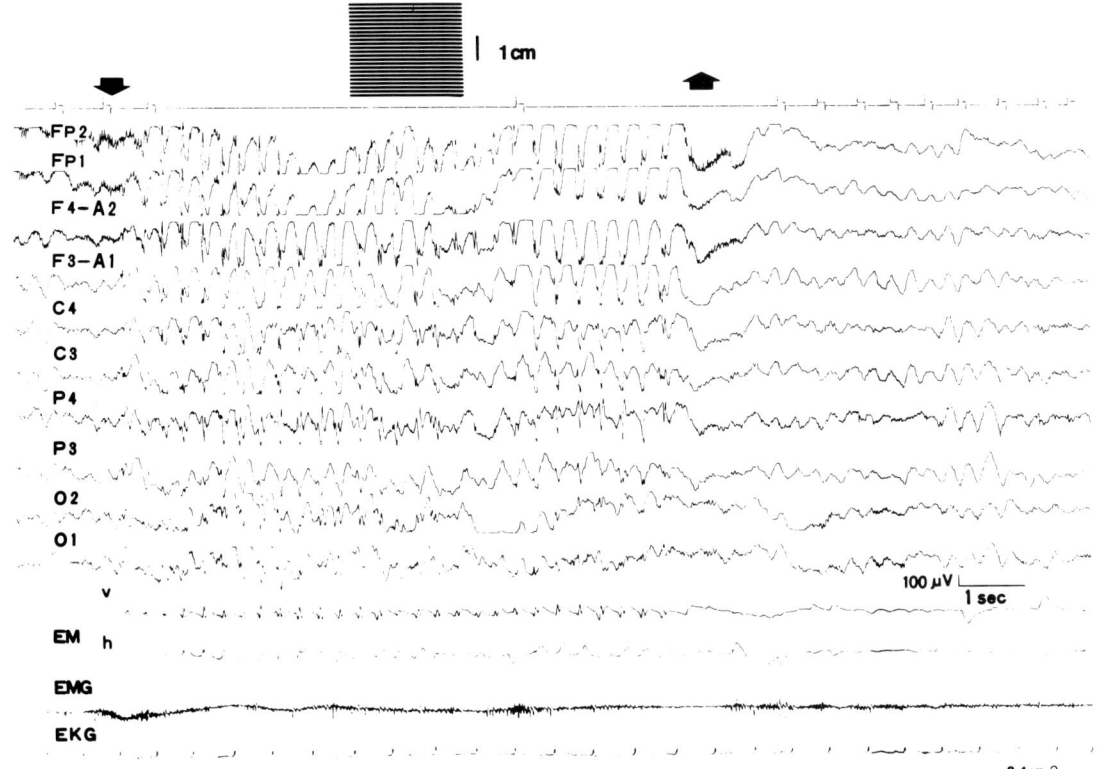

図 2-1　横縞の凝視によって誘発された全般性突発波[225]
　突発波の出現に一致して，欠神発作（上のボタン押し反応が中断）を伴っていた。症例は乳児重症ミオクロニーてんかん（3歳4ヵ月，女児）。

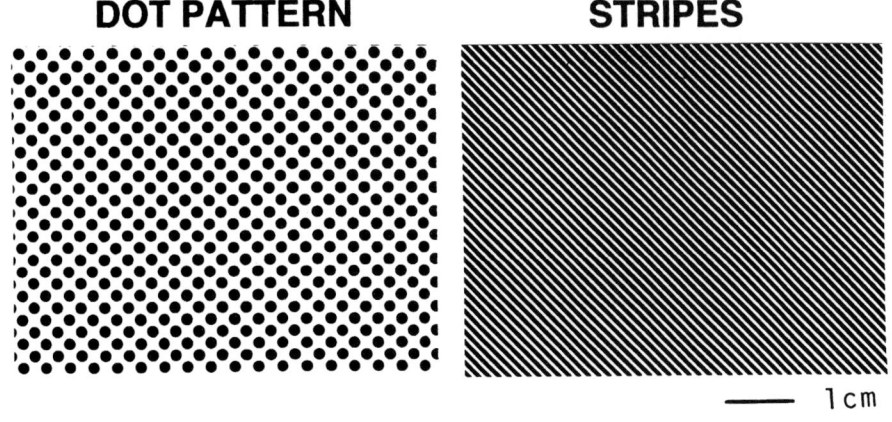

図 2-2　図形刺激による脳波賦活に使用した水玉模様と斜縞模様[152]

複雑部分発作が3例（8％）であった。

　図形感受性てんかんに関するBickfordらの記載[8]を見ると，光感受性を伴った27例の小児中1例（6歳の男児）が，種々な幾何学模様によって欠神発作が誘発されている。Mayo Clinicの資料に基づくKlassの総説[87]には，1962年までに行った6,485例の脳波被験者中，図形感受性てんかん者は16例（0.25％）という。その後の報告でBickford & Klass[9]は，図形感受性は光感受性てんかん者の5％に認められることを報告した。前者（0.25％）に関してはわれわれの成績が高率である。

　Chatrianら[25,26]は図形感受性てんかん4例について，突発波を誘発する図形刺激に関与するさまざまなパラメータについて精査した。その結果，縞模様で誘発される突発波は視覚領から生じ，素因に由来する可能性を示唆した。突発波を誘発する刺激的な図形を視角に換算して表すと，1対の黒・白縞の幅が4～41分（min of arc）の縞模様であった。単眼，両眼刺激の相違に関しては，前者で著しく刺激効果が弱まることから，図形刺激による突発波賦活は両眼視による神経機構が関わっており，黄斑部刺激が奏効することを述べている。視覚機能は明所視と暗所視で異なり，網膜の神経機構として前者には錐体系，後者には杆体系が関わりを持つ。Chatrianら[25]は図形刺激による突発波は縞模様の白地を明るくして増強されたため，その効果は主に錐体系が反応して生じたものと推論した。

　図形刺激の際，被験者が縞模様を固視（fixing）するか，走査（scanning）して見るかにより賦活効果が異なる。固視中でも眼球は決して静止しておらず，微細な動きを伴うため図形は間欠刺激の様相を帯びる。Chatrianら[25]の4症例中2例は縞模様の固視と走査によって突発波が誘発されたのに対し，他の症例は固視が誘発，走査が消失という結果であった。

　上述した所見はWilkinsら[261-264]によって確認され，彼らは視覚領ニューロンの中でも複雑型細胞（complex cell）[67,68]の機能亢進が，図形凝視で誘発される突発波ないし臨床発作の発現に，主要な役割を演じていることを推論した。図形刺激の方法にも工夫がなされ，Kasteleijn-Nolst Trenitéの報告[82]では光感受性てんかん者における図形感受性の検出率が54％に達している。そこで採用されているDarbyらの方法[33]について，Binnie & Wilkinsの論文[18]を参照しながら紹介したい。

1．図形は直径が48 cmの円形，中心に固視点がある。
2．いずれも2.5 mmの幅を持つ黒と白の平行した縞模様にする。
3．縞模様は57 cm離れて見る（この条件下で視角1度に対する縞模様の空間周波数は2 c/degになる）。
4．縞模様は十分明るくし（たとえばスライド映写機のビームを当てる），その平均輝度は低くても200 cd/m²を保つ。
5．被験者は図形の中心にある固視点を凝視する。
6．図形は静止した状態で30秒間呈示する。その間に突発波が誘発されない時，縞模様に直行する方向へ図形を振動させる。
7．振動させる最適周波数は約20 Hzである。手動では10 Hz以上の振動ができず，図形の振動には特別な装置を要する。

　図形刺激の重要なパラメータの1つとして，縞模様の空間周波数がある。これは視角1度に含まれる対になった黒・白縞模様の数（周波数，c/deg）である。屈折異常のない症例では2～4 c/degの縞模様が突発波の最大賦活効果を示す（Wilkinsら[262]は1～4 c/deg，Sosoら[144]は5 c/deg，Harding & Jeavons[59]は

0.5〜6 c/deg を主張）。これら縞模様は視角に換算して7.5〜15分になる。

乱視のある症例を除いて，縞模様の方向性が突発波の賦活効果に影響することはまれである。方向特異性のある図形感受性を示した1症例がChatrianら[25]，2症例がWilkinsら[262]によって報告されている。

図形の輝度が $10 cd/m^2$ 以下では賦活効果が乏しいため，少なくとも $200 cd/m^2$（平均輝度）の明るさが望ましい。

図形のコントラスト（Michelson contrast）も大事な要因である。これは白・黒縞模様の輝度差をその和で除した値であり，図形刺激には0.4以上のコントラストのある縞模様が賦活効果を発揮する。

縞模様は視角にして50度まで大きくして調べる。図形の半径を対数表示して突発波賦活効果と比較すると，両者は比例関係を示したことから，図形感受性の確認には少なくとも直径50度の円形図形（上述の1では直径48cmの円形図形）が有用であるという。

閾値をわずかにこえる図形刺激によって，後頭部に限局した突発波が時に認められるが，これはλ波と区別されなければならない。λ波は正常被験者が図形に見入っていて，固視点を変えた時に出現する所見である。

明瞭な突発波が誘発された際，直ちに刺激を中断する。また，慣れや促進（facilitation）の現象をできるだけ除外するため，突発波が消失して20秒過ぎてから次の刺激に移るよう提案している。

C. 臨床像

テレビやテレビゲームなどのちらつき刺激に比べ，図形が発作の引き金として本人や家族，そして医師から気付かれることは少ない[18]。オランダのてんかんセンターの1つであるInstituut voor Epilepsiebestrijding のデータによると[18]，脳波検査を施行した6,500例中358（5.4％）例にPPRが出現し，この光感受性てんかん者中18％が図形誘発作を有していた。

Brinciottiら[21]によると，日常生活で遭遇する視覚刺激によって反射的に発作が誘発された67例のてんかん児中，51％は閃光刺激と図形刺激に感受性を示したのに対し，33％は閃光刺激，16％は図形刺激によってのみ突発波が誘発されている。図形刺激に比べ，閃光刺激によって全般性PPRがより多く出現し，臨床・脳波所見の比較で顕著な相違点は，図形感受性のみの症例（16％）は局在関連性かつ症候性てんかんの特徴を持つ症例が多く認められたことである。

筆者が経験した乳児重症ミオクロニーてんかん者は好んで図形を見つめ，それに一致して欠神発作を伴う全般性棘・徐波複合が確認されたが（図2-1）[146,225]，発作は自己誘発性と考えられた。点滅光刺激による自己誘発（たとえば太陽光線を見ながら手指を広げた自分の手を律動的に振る）発作例に比べ，図形刺激によるものの報告はきわめて少ない。Tassinariら[241]は8例の調査から，女性に多く（7例），知能障害を伴う特徴を指摘した。Harding & Jeavons[59]は図形刺激で自己誘発される発作の多くは，欠神発作であると述べている。

服部ら[64]は自己誘発の図形感受性てんかんの1例（13歳の女児）について報告した。6歳より網戸，縞模様などを見つめるとミオクロニー発作があり，10歳以降は自己誘発のみの発作になった。発作時脳波は全般性多棘波複合の群発であったが，臨床・脳波上，光感受性はない。発達検査では境界域精神遅滞の所見であった。

なお，乳児重症ミオクロニーてんかん者によく見られる特徴として，光・図形感受性が指摘されている[70]。

II. 色刺激－赤と赤点滅刺激

A. 視覚刺激装置 No.1

図形刺激によるわれわれのデータ[152]を見ると，図形感受性を呈した32例のてんかん者中27例（84％）は閃光刺激にも鋭敏に反応し，PPRが誘発された。この所見は閃光刺激によるPPRの誘発に図形が促進作用を持つことを推測させ，われわれは色も同様にして重要なパラメータと考えた。まず色の問題を解明する手始めとして，視覚刺激装置 No.1[251]を案出した。装置を作成した直接の動機は，光感受性のある男児（13歳）の脳波を検査中，点滅の加わらない赤の持続光刺激によって突発波が誘発されるという興味ある所見の発見であった（図2-3）[147]。しかし赤色と同一輝度（17 cd/m²）の黄・緑・青色刺激ではそれがない。その経験を踏まえて作成したのが視覚刺激装置 No.1 である。

図2-4は本装置のあらましである。光源には市販の1 kWプロジェクターを用い，その前に回転数が自由にしかも正確に調節可能なセクター（明暗の比は1：1）を取り付けた。被験者はスクリーンの前方20 cmに座り，どの刺

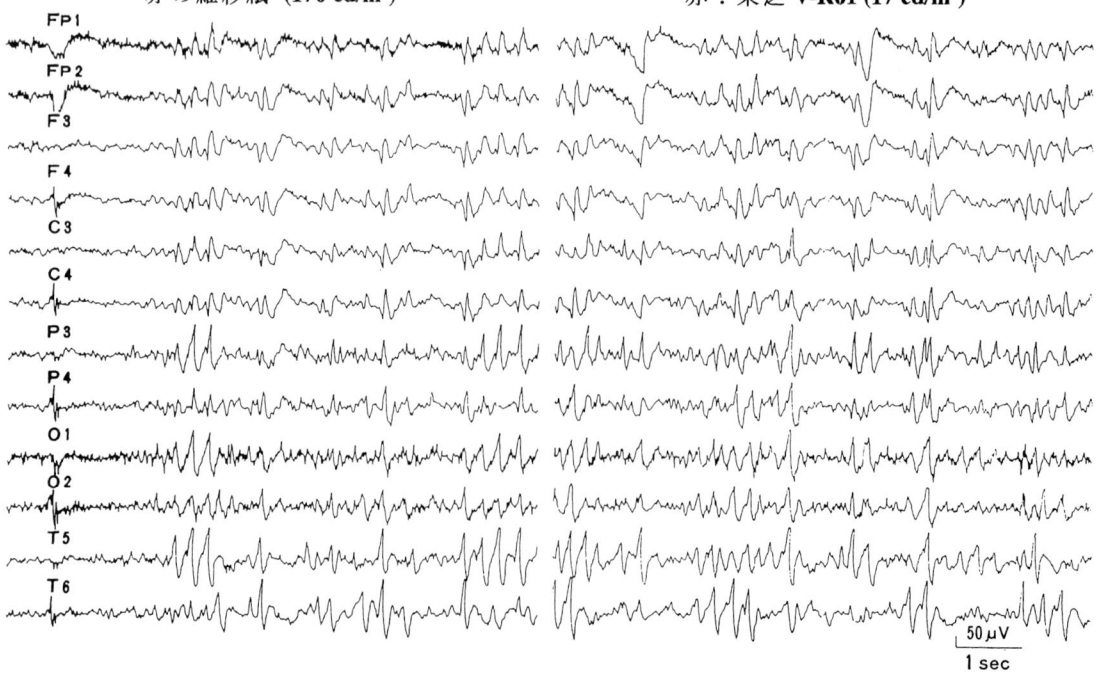

図2-3　赤刺激により誘発された突発波[147]
　左は赤の羅紗紙，右は赤の持続光を見つめて誘発された全般性突発波。症例は局在関連性てんかん（13歳，男性）。

激に際しても中心部分を見つめるよう指示した。スクリーンの大きさは27×30 cm（62×69度），厚さが2 mmの乳白色ガラスを使用した。セクターの回転を安定かつ精密にするために，モーターの回転速度を発電機によって電圧に変換し，その電圧を調節回路にフィードバックした。明るさは中性（灰色）(neutral density, ND) フィルターによって調節し，輝度計で測定しながら同一輝度の色刺激を行った。そのために東芝の製品である色ガラスフィルターを使用した。赤（V-R 61），黄（S-G 1），緑（VG-50），青（V-V 42）であるが，その特性はコダックのラッテンフィルター（Kodak Wratten gelatin filkters）29（F），52，65，47 Bにそれぞれほぼ一致する。図2-5の（a）に，色ガラスフィルターの特性を示した。

B. 赤と赤点滅刺激

本装置を用い，輝度を40 cd/m²に上げた赤刺激により赤感受性を持つ症例が一挙に8例に達し，しかも赤刺激を15, 20 Hzで点滅させるとPPRの賦活効果は著しく増大するという結果が得られた[148]。

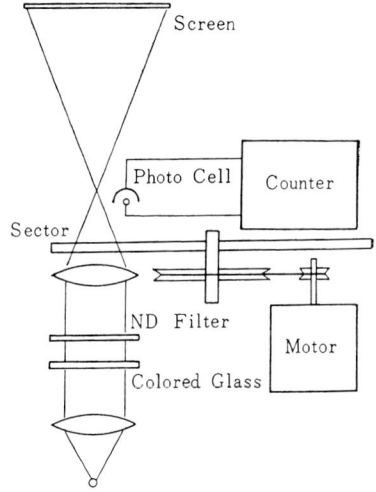

図2-4 視覚刺激装置 No.1 の模式図[251]

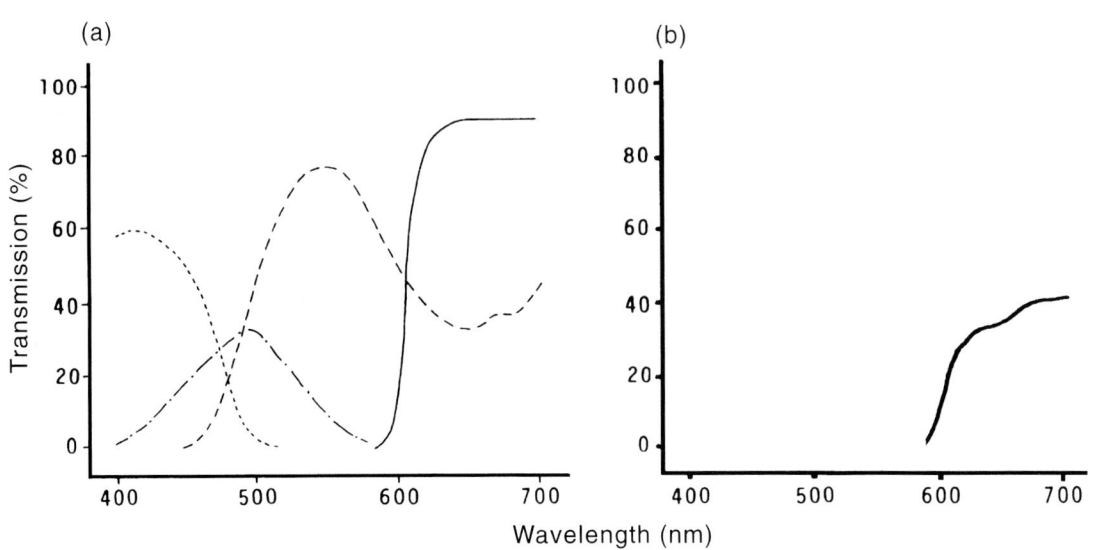

図2-5 色フィルターの特性[222]
　　　(a) は色ガラスフィルター，(b) は赤のストロボフィルター。
　　　(a) の ——— は赤，---- は黄，-・- は緑，・・・・ は青フィルター。

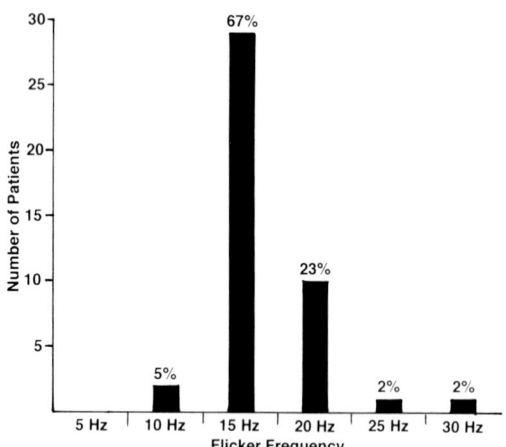

図2-6 PPRを誘発する赤点滅の最有効周波数
43例の赤点滅感受性者に，輝度の異なる（40，25，4 cd/m²）赤点滅（5，10，15，20，25，30 Hz）を与え，PPRを誘発した最有効周波数を症例ごとに判定し，それを累積して示した。

　この所見に力を得て，赤点滅によるPPR賦活効果を知るための調査に着手した。対象は計210例のてんかん者と18例の非てんかん者を合わせた計228例である[151]。輝度は40 cdm²に一定し，5，10，15，20，25，30 Hzの赤点滅刺激を与え，43例（男性：9例，女性：34例；年齢：4〜38歳）にPPRが認められた。43例中，39例はてんかん，2例は頭部外傷後遺症，2例は精神発達遅滞であった。したがって，てんかん者における光感受性は19％になる。この値はBinnie & Jeavons[14]が報告したてんかん者における光感受性が5％という値を3.8倍上回る。39例の発作型はGTCSが28例（72％），欠神発作が16例（41％），ミオクロニー発作が7例（18％），単純部分発作が7例（18％），複雑部分発作が2例（5％）であり，全般てんかんが大半を占めている。43例に認められたPPRも，全般性が35例（81％），後頭部の局在性が8例（19％）であり，全般性PPRが多い。

　次いで，臨床検査にかなった最適の赤点滅を決めるべく，40 cd/m²から25，4 cd/m²と輝度を減弱した刺激による検査を43例に施行した。図2-6のように，15 Hzの赤点滅が高率（67％）にPPRを誘発した。一方，1例に施行した50 cd/m²の赤点滅刺激は無効であった。以上から，ルーチンの脳波検査には輝度は約20 cd/m²，点滅周波数は15 Hz前後の赤点滅刺激がふさわしいように考えられた。

　閃光刺激によるPPR賦活に関する報告を見ると，光感受性てんかん者は1〜65 Hzの広い周波数帯域の点滅刺激に感受性を示している[62]。とくに刺激的な周波数は15〜18 Hzの狭い範囲に限られており[249]，6 Hzないし60 Hzの低・高周波数に対する感受性はいずれも光感受性者の10％に認められるに過ぎない[15]。一方，幼少児では有効な光刺激の周波数が成人より低く，小児は3〜8 Hz，思春期には成人に近い13〜20 Hzになるという[89]。

III. 図形，赤，点滅の単独ないし複合刺激

A. 視覚刺激装置No.2と赤点滅刺激

　以上の成績は光感受性者の脳波検査に，図形だけでなく赤点滅も有用であることを示唆している。図形の場合も同様，図形に点滅を加えると（図形点滅），図形による突発波賦活を増大させることが推測された。したがってわれわれは，脳波賦活のための視覚刺激には図形，赤，点滅の3要素があり，それらを同一輝度にした単独ないし複合刺激による脳波検査は臨床的に有用と考え，その検証の必要性を痛感した。

　視覚刺激装置No.1は色刺激に適していても，

表 2-1 視覚刺激装置の特性

装置名	刺激面の大きさ (cm)	輝度 (cd/m²)		空間周波数 (c/deg)		図形のコントラスト
		赤	図形の地	水玉	縞	
1 No.2	12×18	20	20	1	2	0.5
2 SLS-5100	25×25	5, 10, 20	5, 10, 20	0.5	1	0.5
3 名札型	3×13	32	317	1.5	1.1	0.98
4 正方形型	13×13	20	20	2	2	0.98
5 円形型	13	30	30	2	2	0.98

1〜4は眼前 25 cm, 5は眼前 30 cm より刺激。

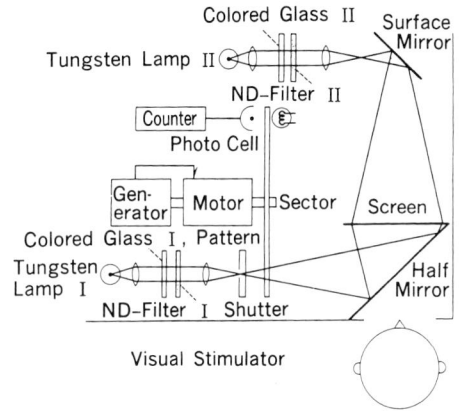

図 2-7 視覚刺激装置 No.2 の構造模式図[252]

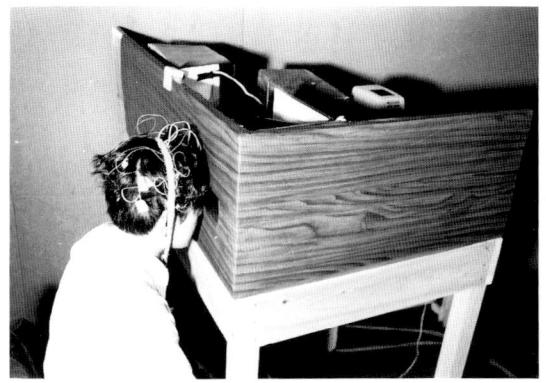

図 2-8 視覚刺激装置 No.2[154]

図形・図形点滅刺激には不備があり,それを改良したのが視覚刺激装置 No.2 であり,図 2-7 はその模式図[252]である。スクリーンには白紙を用い,その前に 45 度の角度でハーフミラーを取り付けた。それによって,左下のプロジェクターからスライドを使った図形がスクリーン上に鮮明に投影される。図形刺激には図 2-2 の水玉模様と斜縞模様をスライドにして使用した。刺激面の大きさは 12×18 cm (28×41 度),水玉と縞模様の空間周波数はそれぞれ 1, 2 c/deg, 各視覚刺激の輝度は 20 cd/m² に一定した(表 2-1 参照)。また,図の上に示したプロジェクターを使い,背景となる色光を調節できるよう設計した。図 2-8 はその実物であり,5×20 cm の窓を通して,被験者にはどの刺激に対しても,25 cm 前方にあるスクリーンの中心部分を見つめるよう指示した。

B. 色点滅刺激—赤点滅刺激

本装置を使って再び,PPR に及ぼす色彩の影響について詳しく検討した[161]。対象はてんかん者 11 例,非てんかん者 3 例(感情障害,早発思春期,精神発達遅滞各 1 例)の計 14 症例(男 4 例,女 10 例;年齢:14.9±4.6 歳)である。いずれも先の検査で赤点滅感受性を呈した症例である。図 2-9 のように,15 Hz の白,赤,黄,緑,青の点滅(輝度は 20 cd/m²)のうち,赤点滅によってのみ全般性 PPR が誘発された。さらに,赤点滅によって PPR が誘発された直後,青の持続光(1.9 cd/m²)を背景から加えると,PPR は直ちに消失し,初めから赤点滅と青色を同時に与えると,PPR は出

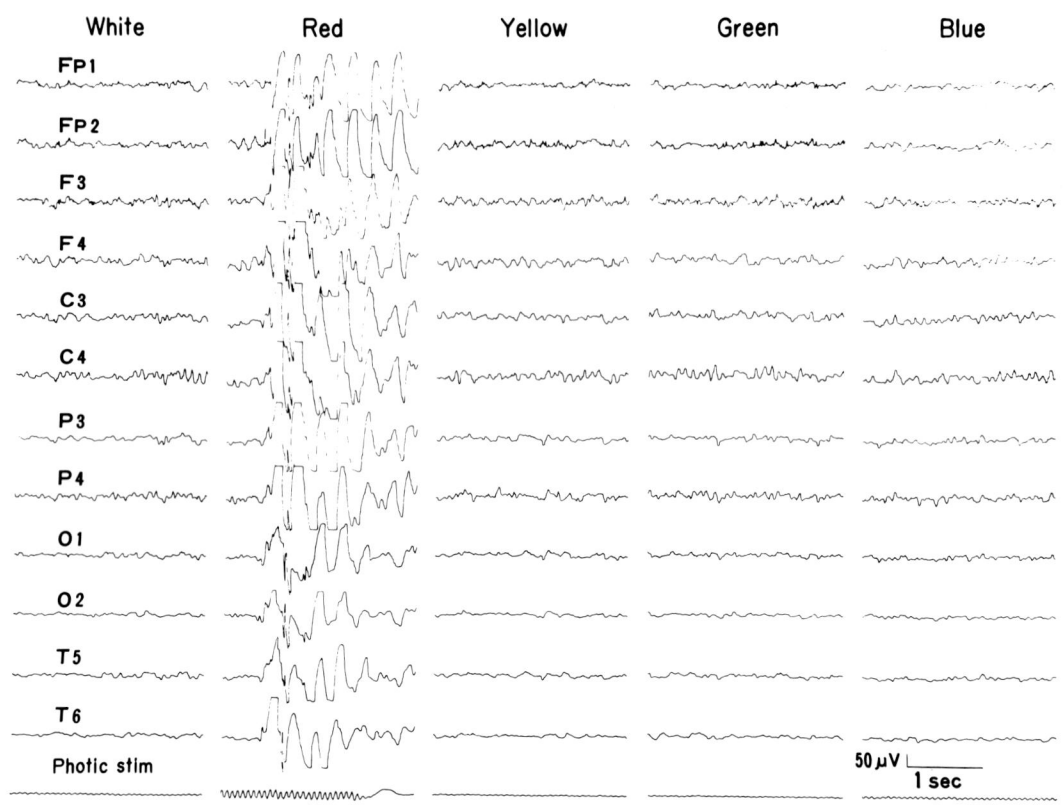

図2-9　15 Hz 色点滅刺激に対する脳波反応
症例は9歳，女，光感受性てんかん。

現しなかった。以上から，点滅刺激に対し赤は促進，赤点滅によって誘発されるPPRに対し青は抑制作用を示すことが明らかになった。

PPRに及ぼす色効果の研究成果は，それまで必ずしも一致したものではなかった。Carterette & Symmes[23]は赤点滅刺激がPPR賦活を増大し，したがって赤成分を含まない色メガネが光感受性てんかん者に有用であろうと報告した。同様の結果を得たBrausch & Ferguson[20]は，青の色メガネないしコンタクトレンズの効能を予測した。しかし，上述した色効果に相反する結果の報告（論文[161]に引用）も散見され，Harding & Jeavons[59]も赤色の促進効果を否定する見解を述べていた。特に色メガネを使って色効果を検討する場合，メガネの種類によって刺激光に輝度差が生じるため，色特異性を実証するためには同一輝度の刺激条件が前提になる。また，当時の研究成果はいずれもストロボの閃光を光源にしており，それは色効果の検討には過剰な強さと考え，われわれは上述した同一の低輝度刺激による検査を施行した[161]。Binnieら[10]はわれわれの赤が＞600 nm "深赤色"（deep red）であり，拮抗する網膜の緑・青錐体を刺激することなく，赤点滅が赤錐体を選択的に刺激してPPRを誘発した可能性を推論した。一方，Ishihara[74]が考案した低輝度刺激による 'silent substitution' 法[39]は錐体を選択的に刺激するといわれ，色覚異常を知る生理検査法の一つに利用されている[40]。この方法を用い，Binnieら[10]は白，赤，緑の15 Hz点滅刺激によるPPR賦活効果を12例の光感受性てんかん者で調べ，赤・緑点滅刺激による

PPR賦活は白点滅のそれに比べ有意に高率，しかし赤・緑点滅刺激による相違はないという成績を報告した。つまり，赤，緑の低輝度点滅によるそれぞれ赤・緑錐体の選択的刺激によるPPR賦活効果は同等であり，この結果からBinnieら[10]は低輝度光刺激によるPPR賦活効果は赤・緑の色相違ではなく，選択的錐体の刺激効果を重視するという新たな理論を展開した[15]。その理論の当否に関する論議はポケモン事件が発生してにわかに活発化したが，それに関しては後ほど触れたい。

C. 単一・複合視覚刺激

視覚刺激装置No.2を用いた図形，赤，15 Hz点滅の単一刺激に加え，その複合刺激による脳波検査を72例の光感受性者（男性：18例，女性：54例；年齢：4～47歳，平均年齢：17歳）に施行した[168]。被験者はすべて，先に行った本装置による15 Hzの赤色点滅ないし図形点滅刺激によって全般性PPRが誘発された症例である。全症例中，61例（85%）はてんかん者，11例（15%）は非てんかん者（頭部外傷後遺症3例，精神発達遅滞2例，感情障害，小脳失調，早発思春期，甲状腺機能低下，息止め発作，光感受性てんかん者の健康同胞，各1例）である。

図形には水玉・斜縞模様（図2-2）の2種類を用いたため，合わせて以下11種類の視覚刺激による検査（要素別視覚刺激による脳波賦活）[153]を行った。①15 Hz白点滅，②赤，③水玉，④斜縞，⑤15 Hz赤点滅，⑥赤地に水玉，⑦赤地に斜縞，⑧水玉15 Hz白点滅，⑨斜縞15 Hz白点滅，⑩水玉15 Hz赤点滅，⑪斜縞15 Hz赤点滅であり，各刺激時間は10秒，そして約30秒の間隔をとって次の刺激へ移った。

刺激①－⑪による全般性PPRの賦活効果を示した症例は図2-10のように，15 Hz白点滅：9例（13%）；赤：0；水玉：8例（11%）；斜縞：16例（22%）；15 Hz赤点滅：65例（90%）；赤地に水玉：10例（14%）；赤地に斜縞：10例（14%）；水玉15 Hz白点滅：34例（47%）；斜縞15 Hz白点滅：36例（50%）；水玉15 Hz赤点滅：31例（43%）；斜縞15 Hz赤点滅：37例（51%），という結果であった。

要約すると，PPRの賦活効果は赤点滅が90%の高率で有意に高く，次いで図形点滅，図形赤点滅によって約半数にPPRが出現した。当初，点滅，赤，図形の3刺激要因を組み合わせた図形赤点滅の最強効果を予測したが，その効果は図形点滅のそれと同等であった。この結果から図形赤点滅を以後は除外し，それ以外の視覚刺激による脳波検査をルーチンに施行した。特に斜縞と赤地に斜縞の刺激に注目すると，PPR賦活効果はそれぞれ22%と14%であり，前者が高率（ただし有意差なし）である。

Binnie & Wilkins[18]は，明暗の差をもつ白黒の縞が同輝度の色縞模様に比べPPR賦活効果が高いと述べ，前者の神経回路として色情報とは関わりのないmagnocellular系（大細胞系）[94,113]の関与を示唆している。赤点滅の刺激効果に関する経路として，われわれはparvocellular系（小細胞系）[113,225]を推論したが，この論議については後ほど再び取り上げたい。

赤点滅と図形点滅刺激によって誘発される全般性PPRの振幅には年令差が認められる。われわれは光感受性者92例（てんかん者78例，非てんかん者14例）の赤点滅で誘発された全般性PPRについて，左・右中心部の最大振幅を計測した[171]。図2-11のように，振幅は成人例より若年例が高振幅であった。同様の成績は図形点滅で誘発される全般性PPRについても認められた。このような所見は光感受性者の経

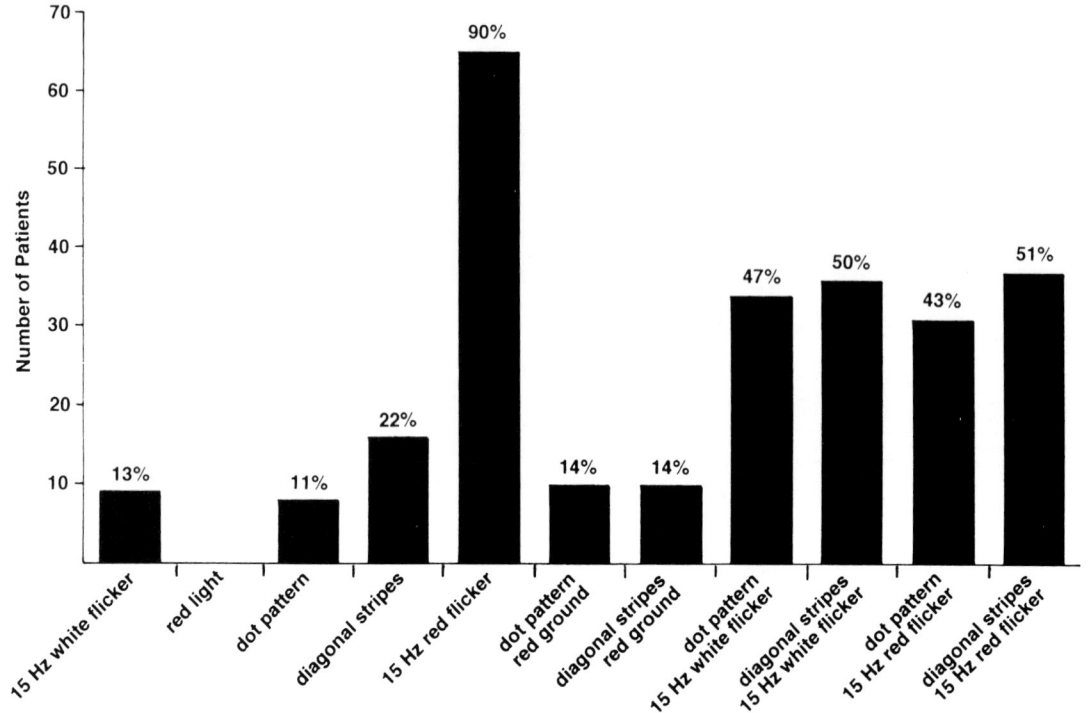

図2-10 図形,赤,15 Hzの単一・複合刺激によるPPR賦活
被験者は72例の光感受性者であり,刺激には視覚刺激装置NO.2を用いた。

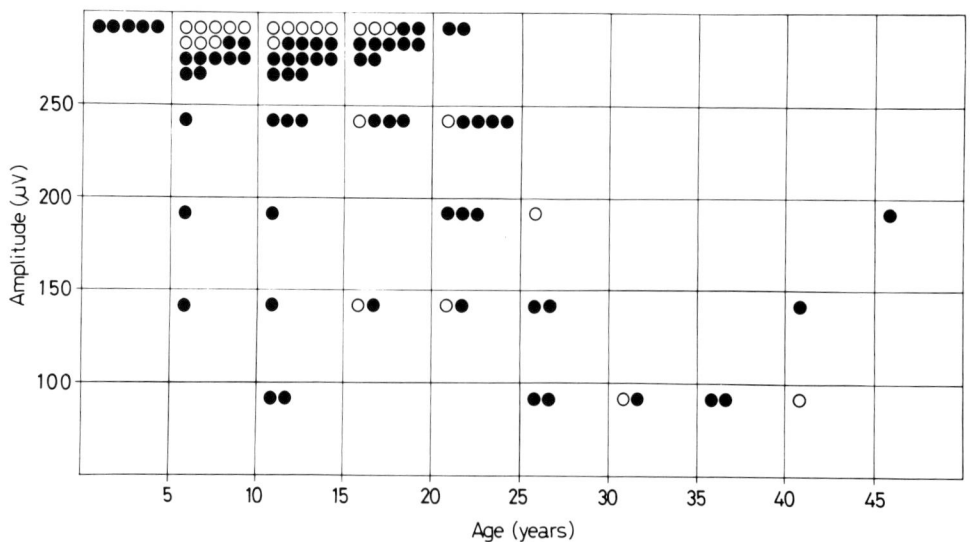

図2-11 赤点滅により誘発されるPPRの年代相違[171]
被験者は92例の光感受性者であり,刺激には視覚刺激装置No.2を用いた。白丸は未治療群,黒丸は抗てんかん薬投与群。

時的脳波検査に際し，PPR振幅の年代変化として念頭に置くべきであろう。

IV. 光-On・Off刺激，全体野刺激，閃光刺激の眼瞼による拡散

開閉眼を併用した閃光点滅による脳波検査の際，閉眼と同時に閃光刺激を与えるか，閃光刺激中に開眼し，ついで閉眼すると，PPRの賦活効果は増強する[121,139,150]。その発現メカニズムにはさまざまな要因が関与し，その例として閉眼に伴う光-Off刺激[149]，全体野[58]，閃光刺激の拡散[92,103]，眼瞼・眼球運動[225]などが挙げられている。

A. 光-On・Off刺激

本効果を述べる前に，われわれが行ったOn・Off賦活の方法と，それによって得られた成績[149]を紹介する。

座った被験者の眼前に白紙を呈示しておき，閉眼して30秒後，開眼させると同時に横1.5 mから500 Wの白熱灯で紙面を一様に照射する（白紙の輝度：242 cd/m²）。これを光-On刺激ないしOn賦活と呼ぶ。被験者はそのまま白紙を30秒間見つめ続け，閉眼と同時に消灯する。これを光-Off刺激ないしOff賦活と呼ぶ。

On・Off賦活を外来患者317例（てんかん者255例，非てんかん者62例）に施行し，22例のてんかん者（3例はその疑い）に突発波が誘発された。うち16例は全般性，6例は後頭部の局在性突発波である。てんかんと確実に診断された19例の発作型はGTCSが16例，ミオクロニー発作が12例である。22例（男性：7例；女性：15例）の平均年齢は19.0±10.0歳である。On賦活陽性は22中7例（32%），Off賦活陽性は21例（1例は検査不能）中20例（95%）であり，Off賦活はOn賦活に比べ陽性例が有意に高率という結果であった。図2-12に，Off賦活で誘発された全般性突発波を示した。

On・Off賦活陽性例には3例のてんかん疑い例が含まれるが，それを合わせた陽性22例は検査母体のてんかん者255例の8.6%という予想外の高率であった。そこで22例について他の視覚刺激による成績を見ると，赤刺激が15例，赤点滅刺激が15例，図形刺激の検査が全例で施行されており，それぞれ7例（46.7%），14例（93.3%），13例（59.1%）に突発波が出現している。これは22例のほぼ全例が光感受性を有し，かかる光感受性てんかん者は光-On・Off刺激，とくにOff賦活のような光-Off刺激，すなわち明─暗の急激な変化（On賦活はその逆）に対し，鋭敏に反応することを示唆している。事実，GTSCに加え欠神発作のあった症例（図2-12参照）は，明るい2階の部屋から急に暗い階段をおりる時，欠神発作を起こしていた[149]。

B. 全体野刺激

Off賦活による突発波の誘発効果を考えると，それは単なる光-Off刺激によるものだけでなく，そのとき閉眼に伴う新たな視覚刺激が生じている点を見落とせない。すなわち，閉眼によって視野は一様になり，全体野（Ganzfeld）が生じる。これは視野全体が全く等質で，等しい強度の光で満たされた場合と定義されている[120]。これを厳密に作り出すことは必ずし

IV. 光-On・Off刺激, 全体野刺激, 閃光刺激の眼瞼による拡散

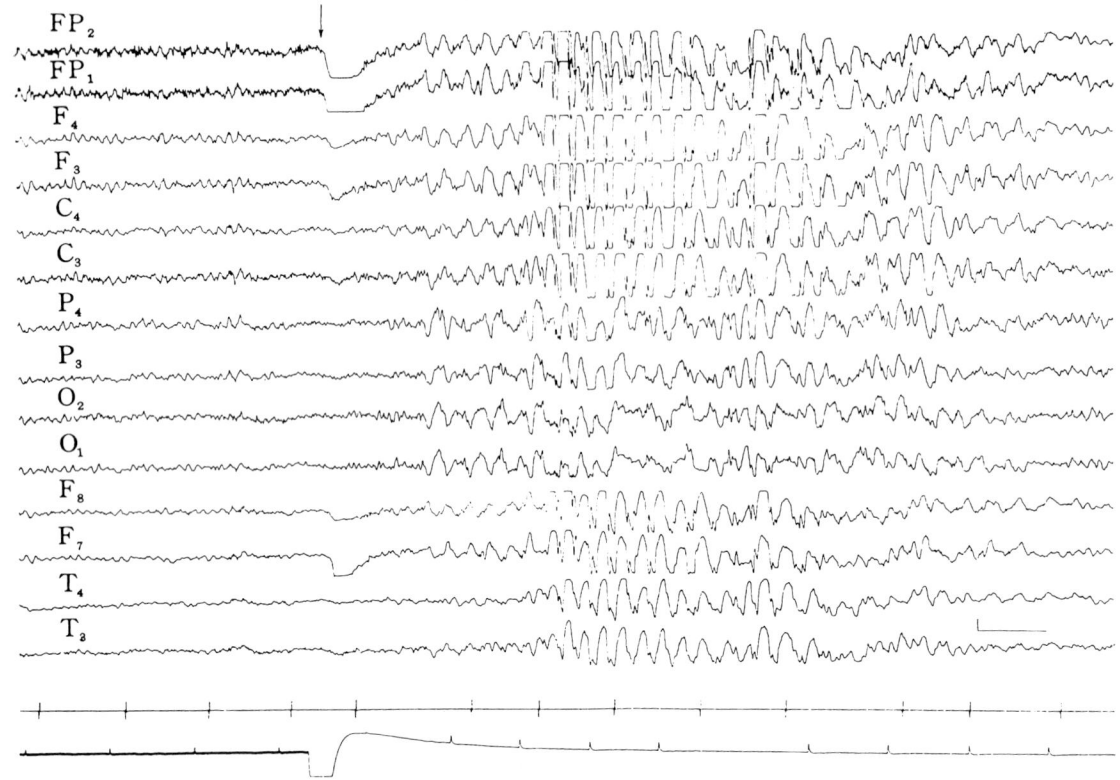

図 2-12　Off 賦活により誘発された全般性突発波[149]
　症例（23歳, 女性）は光感受性てんかん者。図の最下段は1mわきから不規則に与えた光マークであり, すぐ上はそれに一致してボタン押しを行った視覚－運動反応テスト。脳波は同側耳朶を基準電極とした単極導出であり, 較正標は 50 μV, 1秒。

も容易ではなく, 脳波検査に使う簡便法としてピンポン玉を二分してそれで両眼を被う工夫がなされた。この方法を用いて Gumnit ら[58]は, spike-wave stupor を呈したてんかん1症例の全般性突発波が図形刺激で抑制, 全体野刺激で促進されることを報告した。

われわれは光 On・Off 刺激を除外し, 開・閉眼状態にそれぞれ固視点凝視と全体野を対応させた脳波検査を施行した[160,203]。仰臥した被験者の眼前20cmに白紙を呈示し, 被験者はその中央に描かれた黒点（固視点）を10秒間凝視する。ついでその白紙を取り去ると同時に, そのまま開眼している被験者の顔面を無地の白紙（全体野）で被う。開眼したこのような全体野状態で, 30秒間の脳波を記録する。このようにして固視点, そして全体野刺激による脳波変化を比較した。検査中, 白紙を500Wの白熱灯で照射し, 被験者側から見た固視点のある白紙, そして全体野に使った白紙の輝度はいずれも 40 cd/m² に保ち, 視覚刺激の間に輝度差が生じないよう留意した。

この全体野刺激による脳波検査を健康な成人5例, てんかん者66例, 非てんかん者6例を含む計77例（平均年齢：17.9歳）に施行した。

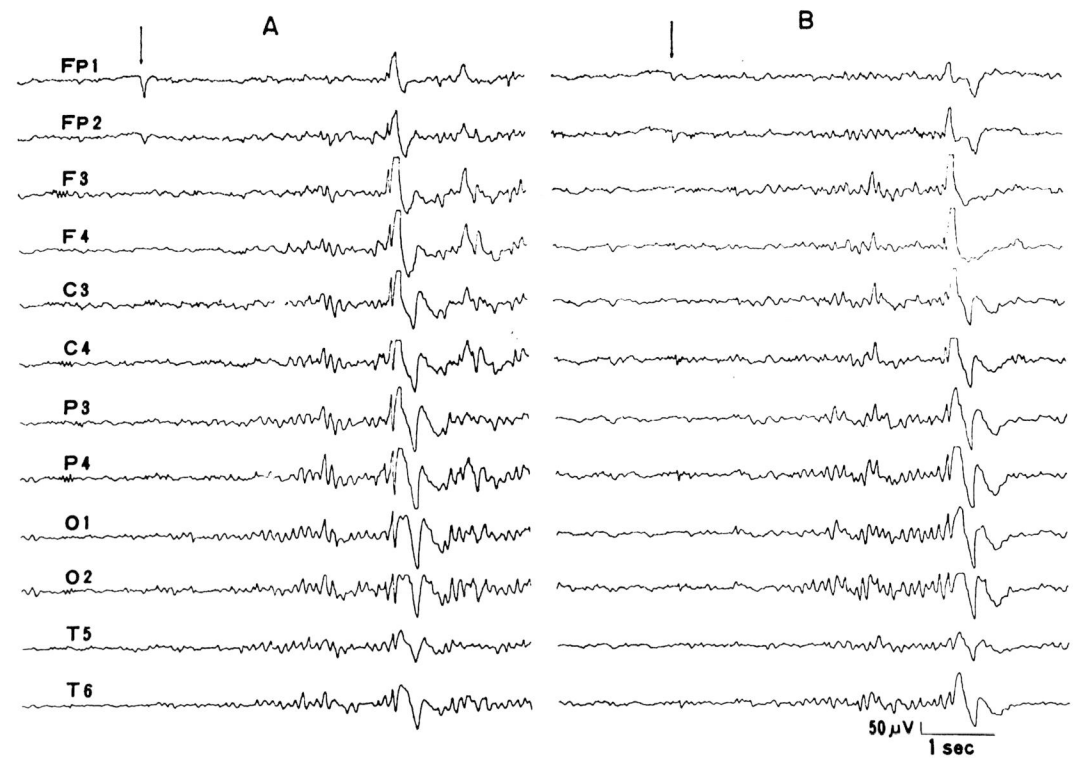

図 2-13 全体野刺激により誘発された全般性突発波[160]
Aは固視点，Bは水玉図形を凝視後の全体野刺激により誘発された全般性突発波。症例はてんかん者（17歳，女性）。

安静覚醒時の脳波所見は正常が 16 例，異常波を呈した症例は 61 例（後頭部徐波 12 例，び漫性徐波 3 例，全般性突発波 23 例，焦点性突発波 23 例）である。健康な成人を含む正常脳波例では固視点の凝視で脱同期，その後の全体野刺激によって同期，すなわち α 波が出現した。ここで使われた脱同期と同期の用語は，それぞれ抑制と脱抑制に同義である。図 2-13 は全体野刺激によって誘発された全般性突発波であるが，その発現機序を推測すると固視が抑制，全体野が脱抑制の役割を演じている。この原則は焦点性突発波の 23 例中，大脳前半部の突発波 13 例を除く全例（α 波，全般性突発波，後頭部徐波，び漫性徐波，大脳後半部の突発波）に共通して認められた。これら成績を模式的に示したのが図 2-14 である。

固視には固視点の知覚，固視のための注意力，そして眼球固定が関与し[91]，固視に伴う α 波の脱同期は眼球固定によって生じることが知れている[91,108]。眼球固定には有線領の第 17 野だけでなく，視覚連合野である第 18・19 野が関与する[108]。一方，全体野は最も単純な視覚刺激と見なされており[120]，それは有線領と視覚連合野の両領域に作用し，それによって α 波が出現する[160]。図 2-14 に示した大脳後半分は視覚領をすべて被っており，そこは α 波が優位に認められる領域である。したがって該部異常波の固視・全体野による脱同期・同期化は，α 波のそれと同様に考えられる。それに対し，視覚刺激の影響が直接及ばない大脳前半部の異常

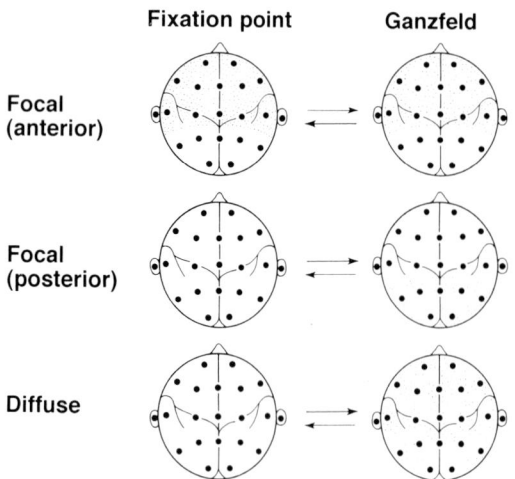

図 2-14 固視点の凝視と全体野刺激による脳波変化の模式図[160]

小さな黒点を付した領域は異常波ないし α 波の出現を示す。

波は，固視・全体野刺激によって変動することはない。

次に，大脳後半部の異常波と同様の変化を示したび漫性徐波と全般性突発波についてであるが，これには中心脳性関与の可能性がある。α 波の研究から Mulholland & Peper[108]は，固視には視覚領だけでなく脳幹被蓋部も関与するという。すなわち，眼球運動の中枢は網様体のある脳幹被蓋部にも存在し，該部の電気刺激で大脳皮質が脱同期する[107]だけでなく，眼球運動が生じる[7]という基礎的実験結果をその根拠に挙げている。また全体野による同期は①全体野が中心脳に直接作用するのと，②視覚領を介して作用する，2 つの可能性がある。①の経路として視索から外側膝状体，そして同じく視索（および視覚領）から繊維連絡を受ける視蓋前域と上丘，②の経路として脳幹部に至る視覚領の投射繊維群（皮質外側膝状体路，皮質上丘路，皮質視蓋前域路，皮質視床路，皮質不確帯路，皮質橋路）がある[119]。中心脳は機能解剖学所見から視床，視床下部，そして脳幹などを総称した概念であるが[125]，固視と全体野による脱

同期・同期化は①と②を介した主に中心脳の関与によってもたらされるのであろう。

本研究の対象となった突発波を持つ 46 例中，23 例は全体野刺激によって全般性突発波が出現した。うち 20 例（86.9％）は図形点滅や赤点滅などの視覚刺激に加え，後述の眼球運動賦活によっても全般性突発波が誘発された。これは安静閉眼下に全般性突発波が出現する症例の多くは，全体野を含む視覚刺激や眼球運動賦活に対し，鋭敏に反応することを示唆している[160]。

固視・全体野刺激とそれに伴う脳波変化は，Panayiotopoulos が固視解除感受性（fixation-off sensitivity, FOS）と呼んで報告した一連の研究成果に一致する[123,124]。FOS は閉眼下で突発波が持続し，それが開眼で消失する所見を持つ症例に出現する。暗室に小赤灯を点灯し，被験者はそれを固視すると突発波は消失し，小赤灯を消灯すると再び突発波が現われる。FOS は閉眼（eye-closure）ではなく，閉眼下（eyes-closed）の脳波所見に相関するという。完全暗室，明るみで＋10 の凸レンズ使用，半透明のフィルターで被った水中ゴーグルを使った脳波検査でも，類似した FOS が認められる。

FOS は光感受性てんかん者，とくに眼瞼ミオクロニーを伴う症例[124]や，後頭部に突発波をもつ小児てんかん者[18,124]にしばしば認められ，FOS てんかん（fixation-off sensitive epilepsies）の別名[18]がある。FOS に類似した現象に暗闇感受性（scotosensitivity）[124]がある。ギリシャ語で skotos は暗闇を意味し，暗闇感受性は光刺激の除去で生じる臨床発作ないし脳波異常をさす。FOS のある症例は完全暗黒にも感受性を示すため，暗闇感受性の用語は FOS を伴わない症例にのみ適用される[124]。しかし，この厳密な定義に合致する症例は希有と思われる。一方，暗闇感受性を広義に解釈し，

たとえば日の照る戸外から急に暗い屋内に入ったとき生じる発作などは，暗闇感受性発作（scotosensitive seizures）と呼ばれる[18]。

C. 閃光刺激の眼瞼による拡散

Off 賦活にヒントを得て，ストロボの光刺激（photic stimulation, PS）に Off 賦活を同時に組み入れたのが Off-PS 賦活である[150]。仰臥して開眼している被験者の顔面を横 1.5 m から 500 W の白熱灯で 30 秒間照射する。消灯と同時に閉眼させ，それと同時に眼前 15 cm から PS 刺激を 5 秒間与える。この Off-PS 賦活をわれわれは 427 例のてんかん者に施行して，62 例（14.5％）に PPR が誘発された[150]。得られた成績は閃光刺激の眼瞼による拡散効果の理解に役立つと考え，それを要約する。①光刺激には 10, 15, 20, 25 Hz の周波数を用いたが，15＞20＞10＞25 Hz の順に PPR 賦活の効果は大であった。②Off-PS 賦活によって PPR が誘発された 44 例について，市販のセロファン紙を使った Off-PS 賦活に及ぼす色の影響についても調査した。各セロファン紙の色と輝度を揃えるため，赤には赤 1 枚，黄には黄 9 枚＋緑 1 枚，緑には緑 3 枚，青には青 2 枚のセロファンを使用した。このように組み合わせたセロファン紙を眼前に置き，順次施行する Off-PS 賦活が色-Off-PS 賦活である。その際，PS の輝度は約 1/10 に減弱される。図 2-15 は，色-Off-PS 賦活に用いた赤，黄，緑，青セロファン紙の分光透過率を示したものである。赤-Off-PS 賦活によって，44 例中 31 例の PPR が同等ないし増強されたのに対し，他の色-Off-PS 賦活で PPR が誘発されることはなかった。これは光刺激による PPR の誘発に，前述した赤の促進作用をさらに支持する所見と

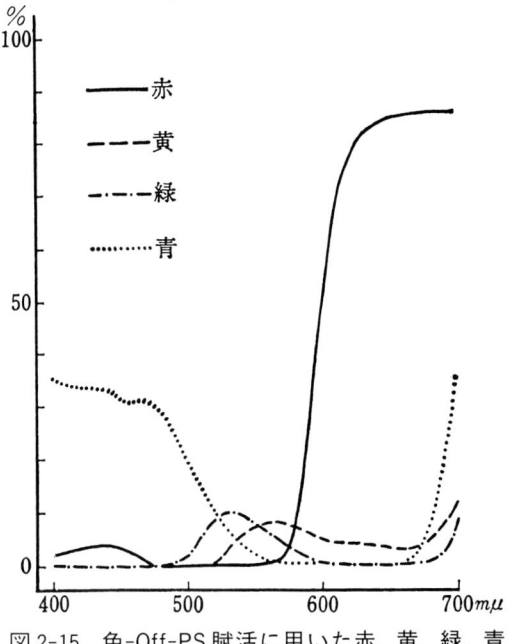

図 2-15　色-Off-PS 賦活に用いた赤，黄，緑，青セロファン紙の分光透過率[150]

考えられた。

閉眼光刺激には開眼光刺激と異なり，眼瞼が光刺激に及ぼす少なくとも以下 3 要因の考慮が必要である。①網膜上の刺激光照度の低下，②パタン視が消失し，網膜が一様に照射される拡散効果（diffuser effec）[9]，③短波長の吸収と長波長の透過。一般に，光刺激強度と PPR 賦活効果は比例関係にあり[260]，①の刺激光照度の低下だけによる賦活効果の増大は考えがたい。閉眼光刺激による PPR の誘発には，②と③の相乗作用がおそらく主因になっているのであろう。

光駆動反応（photic driving response）が開眼より閉眼下で顕著に出現する理由として，すでに Walter ら[258]は閃光刺激が眼瞼のフィルター作用によって赤色を帯び，赤色光が白色光より光駆動反応を強く誘発することを推論した。同様の見解を Carterette ＆ Symmes[23]は，PPR の発現機序について述べている。われわれの色-Off-PS による成績は，PPR 誘発に深

い関わりを持つ眼瞼の拡散効果仮説をさらに裏付けるものであろう．この拡散効果に関する近年の研究[92,103]でも，上述した見解が支持されている．

V．視覚刺激装置 SLS-5100（日本光電）

われわれの研究成果が基礎データになり，脳波賦活のための視覚刺激装置 SLS-5100（図2-16）が製作され，市販された[162]．これは刺激光の輝度を 20, 10, 5 cd/m² と調節しながら，点滅，赤，図形の単独ないし組み合わせ刺激を与えるのに便利な装置である．眼前 25 cm に 25×25 cm（57×57 度）のスクリーンがあり，背後から刺激光が投影される．色刺激には視覚刺激装置 No.1・2 の色ガラスフィルター，図形には図 2-2 に示した水玉と斜縞模様をフィルムに収めて使用されている．図形はスクリーン上に投射され，その空間周波数は水玉図形が 0.5 c/deg，斜縞模様は 1 c/deg（表 2-1 参照）である．視覚刺激装置 No.2 と同様，点滅には刺激光の前にセクターを置き，それを回転して生じる"矩形波"点滅光（1-30 Hz）をスクリーン上に投影した．

われわれは本装置を用い，輝度は 20 cd/m² に一定し，PPR 賦活効果について従来のストロボ法との比較を行った[169]．対象はてんかん者 340 例，その他神経精神疾患者 196 例を合わせた 536 例（年齢：3～78 歳，平均年齢：32.5 歳）である．ストロボは仰臥した被験者の眼前 25 cm に固定して，閃光刺激（IPS）を与えた．両刺激法による効果判定の比較には，以下 8 種類の刺激を用いた．①閉眼下の 5 Hz IPS，②開眼下の 5 Hz IPS，③閉眼下の 15 Hz IPS，④開眼下の 15 Hz IPS，⑤赤 5 Hz 点滅，⑥水玉 5 Hz 点滅，⑦赤 15 Hz 点滅，⑧斜縞 15 Hz 点滅．各刺激時間は 7 秒であり，⑤－⑧の刺激はすべて開眼下で施行した．①－⑧の刺激による PPR 賦活はそれぞれ 5, 2, 5, 6, 6, 4, 44, 36 例であった．

結果を見ると，⑦赤 15 Hz 点滅と⑧斜縞 15 Hz 点滅刺激による PPR 賦活はとくに顕著である．その⑦と⑧に類似した機序で PPR が出現すると考えられるストロボのそれぞれ③と④の結果を比較すると，赤点滅は閉眼下 IPS の 8.8 倍，斜縞点滅は開眼下 IPS の 6 倍の高率，しかもその差は図 2-17 のように有意であった．PPR が誘発された計 56 例中 52 例（93%）はてんかん者であったので，本研究のてんかん者における PPR 発現率は 15.3% である．なお，非てんかん者 4 例中 3 例は光感受性てんかん者の健康な同胞例であり，1 例は頭部外傷後遺症者であった．

この成績からわれわれは，赤 15 Hz 点滅と斜縞 15 Hz 点滅を脳波検査におけるルーチンの視覚刺激として採用した．加えて，水玉と斜縞模様，水玉 5 Hz 点滅，赤 5 Hz 点滅刺激（いずれも 20 cd/m²）による脳波検査も実施した．

その後われわれは，PPR を呈した計 115 例（男性：24 例，女性：91 例；年齢分布：3～69

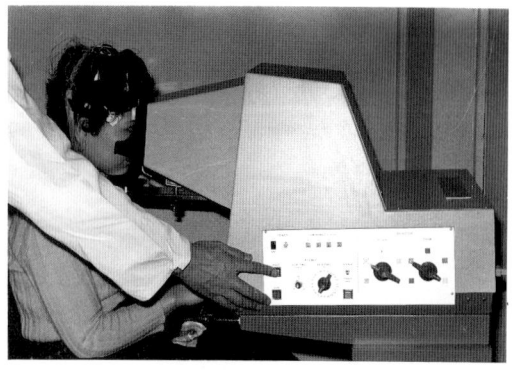

図 2-16　視覚刺激装置 SLS-5100（日本光電）

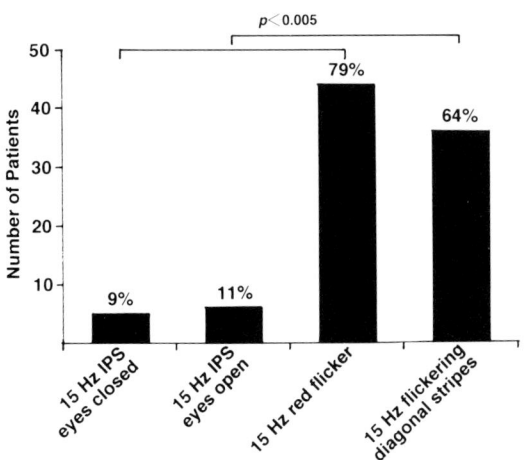

図2-17 ストロボの閃光刺激とSLS-5100の視覚刺激によるPPR賦活の比較

歳,平均年齢：19歳）について報告した[171]。115例中,104例がてんかん者,11例が非てんかん者（精神発達遅滞：2例,頭部外傷後遺症：2例,クライネフェルター症候群：1例,光感受性てんかんの健康な同胞：5例,健康な母親：1例）である。視覚刺激によるPPR賦活効果は赤15 Hz点滅が75例（65%）,斜縞15 Hz点滅が70例（61%）,斜縞模様が12例（10%）,赤5 Hz点滅が9例（8%）,水玉5 Hz点滅が8例（7%）,水玉模様が5例（4%）であった。

VI. 低輝度視覚刺激の意義

　開眼下で与える低輝度の赤点滅や図形点滅はストロボの高輝度閃光刺激に比べ,より高率にPPRを誘発する。したがって,光感受性の有無を厳密に知る一方法として,低輝度の赤点滅や図形点滅による脳波検査は,今後,臨床的有用性を増すに違いない。

　図2-18は,1光感受性てんかん者の赤点滅に対する脳波反応である。20 cd/m²,15 Hzの赤点滅によって誘発された全般性PPRはほぼ全領野同時の生起であるが,10 cd/m²の刺激で誘発されたPPRは出現潜時が遅延し,前頭部から生起する様子が明瞭になっている。全般性PPRの焦点性生起は20 cd/m²から10,5 cd/m²の輝度減弱によって顕在化し,逆に30,40 cd/m²の輝度増強によって全般化が促進され,焦点性生起の把握は困難であった。そこでわれわれは全般性PPRを検出後,輝度を減弱した刺激による再検査を施行し,図2-19にその成績を示した。赤点滅の結果を見ると,後頭部から生じるPPRが59%でもっとも多く,全領野からの同時生起と前頭部からの生起がいずれも13%,さらに側頭後部,頭頂部,中心部から出現するPPRが若干例に認められた。これに対し,図形ないし図形点滅刺激で誘発されたPPRは右頭頂部の1例を除き,いずれも後頭部から生じていた。

　このような所見は,赤点滅と図形点滅刺激によって誘発されるPPRの発現機序が異なることを推測させる。両刺激に光感受性を持つ同一症例について,20 cd/m²の同一輝度刺激で誘発された全般性PPRを比較すると,赤点滅は全領野の同時生起,図形点滅は後頭部から生じて全般化する所見を示す[156]。輝度を減弱した赤点滅刺激は図2-19のように,全領野の同時生起に加え,後頭部,前頭部などから生じるPPRを誘発したのに対し,図形点滅刺激では後頭部から生起するPPRのみが出現した。このことはおそらく,視覚領に達した赤点滅の刺激は神経活動の同期化を一挙に促進するのに対し,図形や図形点滅の場合には刺激が視覚領のより広い領域に及び,次いで全般化する過程を経るためなのであろう。

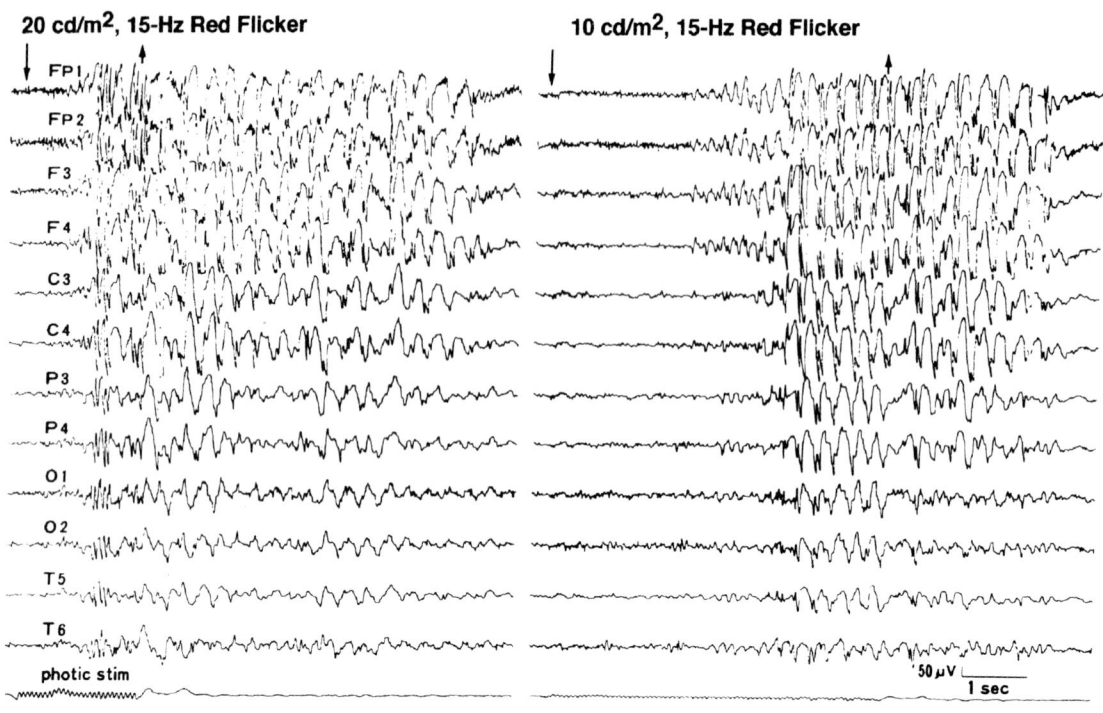

図 2-18　赤点滅刺激に対する脳波反応
　症例（23 歳，女性）は光感受性てんかん者（図 2-12 の症例と同一）。

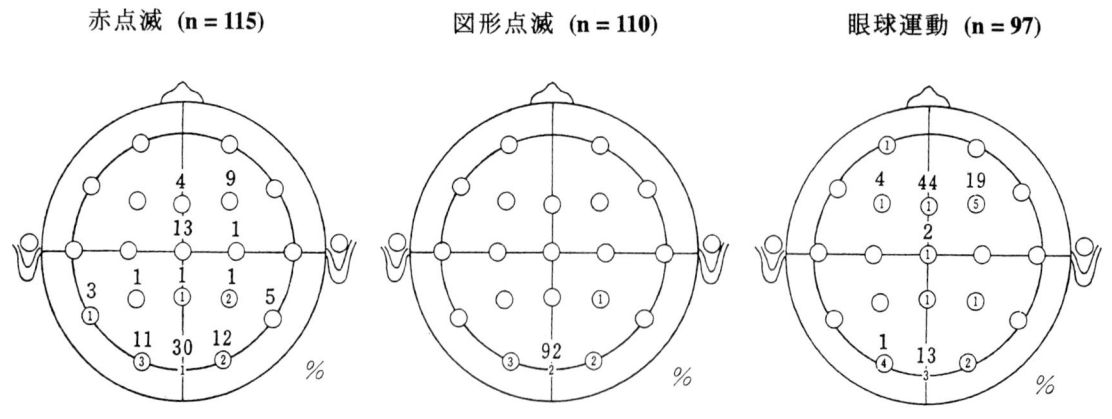

図 2-19　赤点滅，図形点滅，眼球運動によって誘発された突発波の生起部位[171,172]
　図の中の大きな数値は該部から生起する全般性突発波の％，小さな数値は該部から生起する限局性突発波の％を示す。

　ストロボの閃光刺激によって誘発される全般性 PPR はその形体的特徴から，後頭部から生じる後頭型（P-type）と全領野から同時に生起する全般型（G-type）に 2 分される[3,65,156]。さらに，図 2-18 に示した前頭部から生じる前頭型（A-type）[169]がある。後頭型は図形ない

し図形点滅に対する感受性者，全般型と前頭型は赤点滅に対する感受性者に相関する脳波反応と考えられる（図3-2参照）。

ストロボの単なる閃光刺激と異なり，開眼下の低輝度視覚刺激による脳波検査は，PPRをより高率に誘発する図形・図形点滅と赤点滅を2本柱とし，PPR賦活要因の分析と再構築から生み出された方法である[153]。視覚系の情報処理に関しては，視覚情報を形，色，動き，奥行きに大別し，それぞれに関わる神経機構の研究が進められている[94]。その基礎的研究の成果は，低輝度視覚刺激によるヒトの脳波検査で得られた所見の理解に大いに役立つに違いない。

たとえば，光感受性者の脳波検査にわれわれは，従来の閃光刺激を赤点滅と図形点滅刺激に置換したが，両刺激で誘発されるPPRの形体・部位上の相違，それに神経生理学の成果[94]を勘案し，赤点滅にはparvocellular系（小細胞系），図形点滅にはmagnocellular系（大細胞系）神経回路の関与を推論した[221]。この問題に関しては，後に詳述する。

光感受性てんかんの動物モデルのなかで，セネガル産ヒヒPapio papioに関しては広範な研究が行われてきた[111,242,256]。このヒヒには65〜75％に及ぶ種族特異的な光感受性があり，ヒトの光感受性てんかんに最も近い動物モデルと見なされている[111,256]。特徴的な所見として，光刺激（至適頻度は25Hz）によってミオクローヌスが誘発され，脳波上，前中心回皮質（4・6皮質運動領）から生起する全般性PPRが誘発される。この所見は図2-18に示した赤点滅刺激で誘発される前頭型（A-type）のPPRに類似しており，Papio papioで得られた知見はヒトの前頭型PPRの理解に役立つであろう。

和田と山口らによる外側膝状態キンドリングモデルも光感受性てんかんの好適な実験モデルと考えられる[256]。これは外側膝状体キンドリングを形成したネコに，ペンチレンテトラゾールの少量を皮下注すると，けいれんと全般性PPRが光刺激（至適頻度は15〜20Hz）により安定して誘発される。外側膝状態キンドリング形成後，少なくとも1ヵ月の間隔をおいた後でも同様の感受性が認められ，外側膝状体は光感受性てんかんの発現に関わる重要な脳部位と考えられている。光刺激により誘発される全般性PPRはPapio papioと異なり皮質生起を示す所見はなく，ヒトのとくに全般型（G-type）PPRの発現機序を理解するのに役立つ。Papio papioでは，前中心回皮質のPPR出現にほぼ一致して，脳幹諸核を巻き込んだ発射活動が記録されている[256]。

光感受性てんかんモデル（Papio papioと外側膝状体キンドリングモデル）における神経薬理学的知見をまとめた和田と山口の論述によると，GABA系，セロトニン系，ドパミン系が光感受性に抑制的に働き，興奮性アミノ酸，とくにNMDA系が興奮系として関与しているものと考えられている[256]。

赤点滅の効用に関しては従来，否定的な報告[59,60]もあって，国外ではポケモン事件が発生するまであまり注目されることはなかった。それに対し近年，光感受性てんかん者における図形感受性の研究が，とくに英国の研究者を中心に推進されてきた[11,18,263,264]。その中でも代表的な図形による脳波賦活法[33,82]は先に紹介したが，縞模様の突発波賦活効果は縞模様に直行する方向へ振動（至適頻度は10〜20Hz）すると著しく増大する[11,18]。しかし図形の振動ではなく，われわれは図形点滅によって，臨床的に十分有用な成績を得ている。赤点滅と図形点滅は10〜20 cdm^{2}の同一低輝度であり，得られた結果を直接比較できる何よりの利点があることを強調したい。

VII. ストロボフィルター（日本光電）

国内における視覚刺激装置 SLS-5100 の使用はかなり限られていた。理由の第1は価格上の問題であり，次は座って行う新たな検査に対する医師・臨床検査技師の違和感がブレーキになったように思われる。しかし赤点滅と図形点滅による効果は確実なものであり，視覚刺激装置 SLS-5100 に代わり得る方法としてストロボフィルターが発案された。

A. 名札型

これには図 2-20 のように，水玉（DU-12）と斜縞（GO-12），それに赤（R-11）のストロボフィルターがある[170,171]。ストロボの前面にこれらプラスチック製フィルターを1枚ずつ装着し，背後から閃光（約 3,000 cd/m²，あるいはそれ以上）を点滅すると，表 2-1 に示したように，図形の白地の輝度は 317 cd/m²，赤は 32 cd/m² に減弱される。名札型ストロボフィルターを使った刺激は横臥した被験者の眼前 25 cm から与えたので，水玉と斜縞の空間周波数はそれぞれ 1.5 と 1.1 c/deg である。両図形のコントラストは 0.98 である。赤ストロボフィルターの分光透過率は図 2-5 の b に示したが，既述した赤ガラスフィルターに近い特性を持っている。

この名札型ストロボフィルターを使った 15 Hz の赤点滅と図形点滅による PPR 賦活効果について，視覚刺激装置 SLS-5100 によるそれと比較した[170]。328 例の被験者中（232 例がてんかん者），合わせて 45 例に PPR が誘発された。45 例中，42 例はてんかん者であり，てんかん者における PPR の出現率は 18％ である。45 例の内訳は以下のようであった。ストロボフィルター：赤点滅-17 例（38％）；斜縞点滅-22 例（49％）；視覚刺激装置 SLS-5100：赤点滅-27 例（60％）；斜縞点滅-26 例（58％）。このように，ストロボフィルターによる PPR 賦

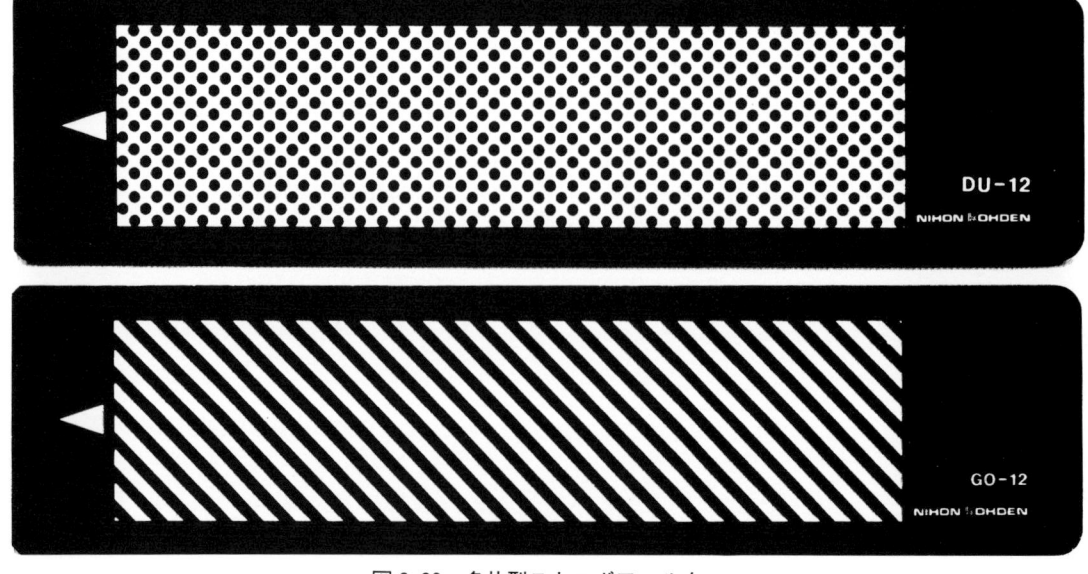

図 2-20 名札型ストロボフィルター

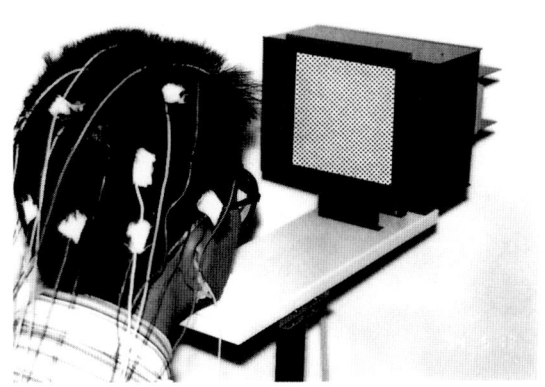

図2-21 正方形型ストロボフィルターによる脳波賦活

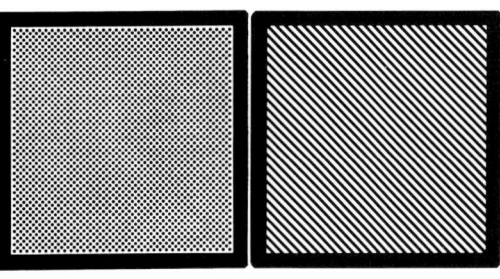

図2-22 正方形型ストロボフィルター
　左は水玉，右は斜縞模様のいずれも古いタイプのストロボフィルターである。

活効果は視覚刺激装置SLS-5100に比べやや劣るが，有意の差ではない。

B．正方形型

　以上から，PPRの賦活には名札型でも代用可能であることが判明した。しかし，名札型はストロボ光源の大きさに合わせ便宜的に製作されたため，視覚刺激に適った形状とは言いがたい。視覚刺激装置SLS-5100の経験から，ストロボフィルターも矩形より正方形が好ましいと考え，最終選択が正方形型となった。

　ストロボの前にアダプター[180]を取り付け（図2-21），名札型と同性質の赤，水玉，斜縞のプラスチック製フィルター（図2-22）を挿入し，背後から閃光点滅して刺激する。実刺激面は13×13 cmであり，視野に換算すると25 cm離れて30×30度，30 cm離れて25×25度になる。われわれはこの正方形型ストロボフィルターを併用した脳波検査を行い，その臨床脳波所見について報告を重ねた[181-184,197,206,207,211-216]。

　筆者は，視覚刺激装置SLS-5100の赤点滅と水玉点滅に感受性のあるてんかん者が，正方形型ストロボフィルターの水玉点滅に無反応である所見に疑問を抱いた[215]。水玉点滅の輝度は317 cd/m²と高く，この明るい刺激が縮瞳を強め[272]，それがPPRの賦活を逆に抑制する可能性を推測した。そこで輝度を調節するNDフィルターを加えて輝度を22 cd/m²に落とし，15 Hz点滅水玉図形で刺激すると，全般性PPRが誘発された。これはきわめて教訓に富む所見であり，開眼下の視覚刺激による脳波賦活には刺激光の輝度を上げることではなく，約20 cd/m²程度の低輝度を保ちながら図形点滅することが，いかに大事かをふたたび物語っているように思われた。以来われわれは，この鉄則をストロボフィルター法についても堅持している[215,225]。

　その後，懸案であったPPRを誘発する水玉の最適な大きさの配列，すなわち空間周波数に関し，21例の光感受性者について調査した[220]。輝度は22 cd/m²に保ち，水玉の直径は0.5，1，2，4，6 mmと異なる5種類を用い，点滅周波数として5，10，15，20，25，30 Hzの6種類を選び，計30種類の水玉点滅を各5秒間与えて検査した。その結果，水玉図形は1 mm（2.1 c/deg），次いで2 mm（1.5 c/deg）のもの，周波数に関しては20 Hz，次いで15 Hzが最も効果的であった。

　この成績からわれわれは，正方形型ストロボフィルター法に2つの修正を加えた。第1は図

形フィルターの作り替え，第2は点滅周波数の変更である．図2-23のように，水玉と縦縞の空間周波数は30 cmからの距離でいずれも2 c/degになるよう統一し[220]，点滅周波数に関しては18 Hzを選択した．水玉と縦縞は図2-22に示した水玉と斜縞に比べ，細かい模様に変わっている．

次に，この新たな正方形型ストロボフィルターと米国Grass社の光刺激装置を用い，われわれは両者によるPPR賦活効果の比較調査を実施した[227]．Grass社の装置はいわば世界のスタンダードであり，そのPS 33-plus型ストロボを比較の対象にした．被験者は31例の光感受性者である．初めに，PS 33-plus型ストロボの光強度を8にセット（輝度3,939 cd/m^2）[59]し，30 cmの前方から①閉眼・開眼下で18 HzのストロボIPSをそれぞれ5秒間与えた．次に，輝度は20 cd/m^2にした正方形型ストロボフィルターを使い，30 cm前方から開眼下で②18 Hzの赤点滅，水玉点滅，縦縞点滅，横縞点滅をそれぞれ5秒間与えた．その結果，図2-24のように，31例中①によって14例（45％），②によって30例（97％）にPPRが誘発され，その差は有意（$p < 0.001$）であった．つまり，低輝度視覚刺激によるPPRの賦活効果はGrass社製ストロボIPSの2倍強という結果であった．

この方法をルーチンの検査として施行後，73

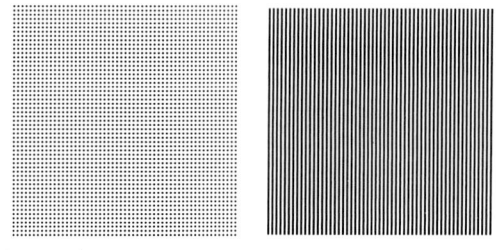

図2-23 正方形型ストロボフィルター
左は水玉，右は縦縞模様のいずれも新しいタイプのストロボフィルターである．

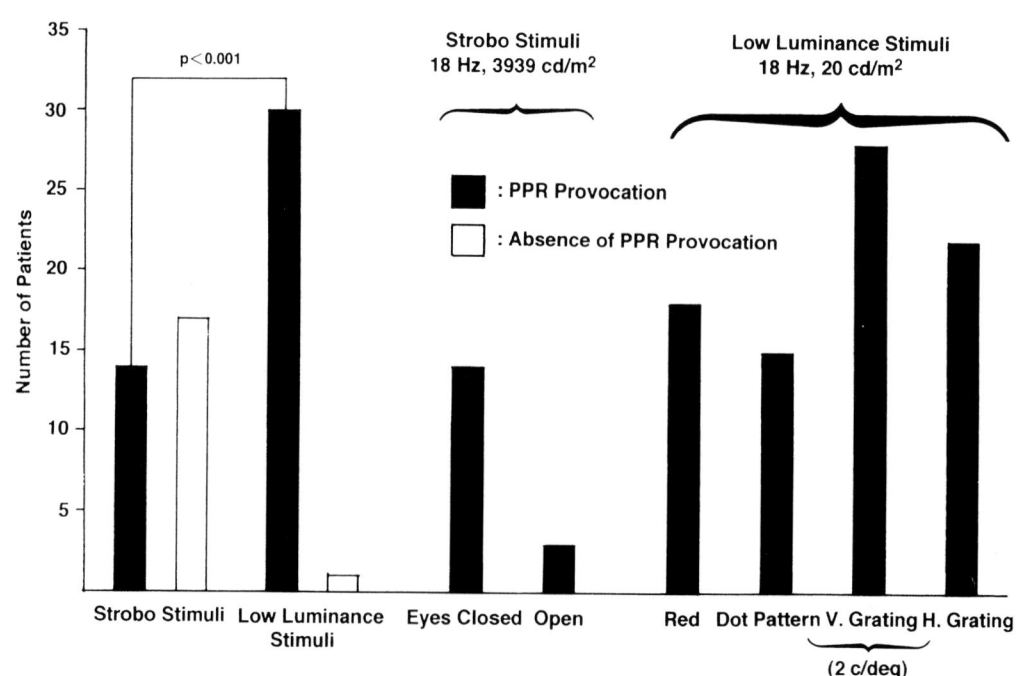

図2-24 閃光刺激と低輝度視覚刺激によるPPR賦活効果の比較[227]
対象は31例の光感受性者．

例のてんかん者にPPRが出現した。表2-2は，赤点滅と縦縞点滅によって誘発されたPPRをWaltzらの分類[259]（60頁参照）に従って分類した結果である。全般性PPRが大半を占め，4型は赤点滅で80%，縦縞点滅で74%の高率であった。

表 2-2　PPRを伴うてんかん者73例に出現したPPR

視覚刺激	PPR				
	1型	2型	3型	4型	計
18 Hz 赤点滅	2	3	5	40	50 (68%)
18 Hz 縦縞	3	6	10	53	72 (99%)

C. 円形型

これは上述した成績をそのまま取り入れ，図2-25のようにストロボの発光面と同じ大きさのフィルター（円形型）を装着して行う検査である[226,228,230,233]。ストロボ発光面の大きさはGrass社の装置と同一で，直径13 cmの円形である。輝度は3,939 cd/m²であるが，各フィルターによっていずれも30 cd/m²に減弱される。図形の空間周波は2 c/deg，PPR賦活には点滅周波数を18 Hzにセットした。図形点滅によるPPR賦活には光感受性者の中でも個体差があり，縦縞に加え2 c/degの横縞と水玉フィルターが用意されてある。さらに30 cd/m²の赤・白点滅のためのフィルターも揃っている。図2-26は光感受性てんかん者の賦活脳波であるが，白点滅には無反応，縦縞点滅と赤点滅によって全般性PPRが誘発された。図2-27は赤点滅にのみ強い光感受性（4型のPPR）を呈した光感受性てんかん者の脳波反応である。

次にわれわれは，円形型と正方形型によるPPR賦活効果について調査した[230]。対象は42例のPPRを伴ったてんかん者（男性：11例，女性：31例；平均年齢：17.7±7.8歳）である。図2-28に示したPPR賦活効果のように，円形型の18 Hz 水玉点滅-22例（52%），縦縞点滅-26例（62%），横縞点滅-25例（60%），赤点滅-18例（43%）；正方形型の18 Hz 水玉点滅-21例（50%），縦縞点滅-34例（81%），横縞点滅-29例（69%），赤点滅-22例（52%）という結果であった。正方形型が円形型に比べやや高率であるが有意差はなく，全体で比較しても90%の同率であった。

これは円形型が正方形型と同等のPPR賦活

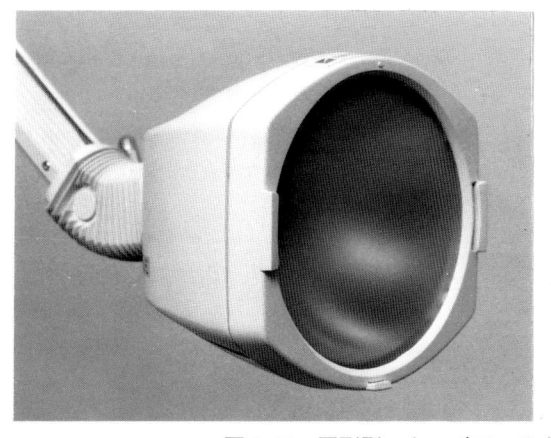 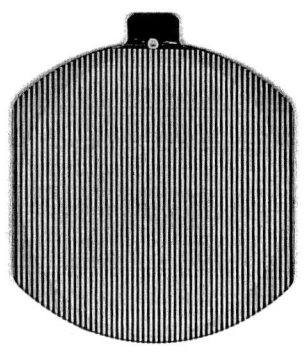

図2-25　円形型ストロボフィルター[230]
左はストロボ，右は縦縞ストロボフィルター。

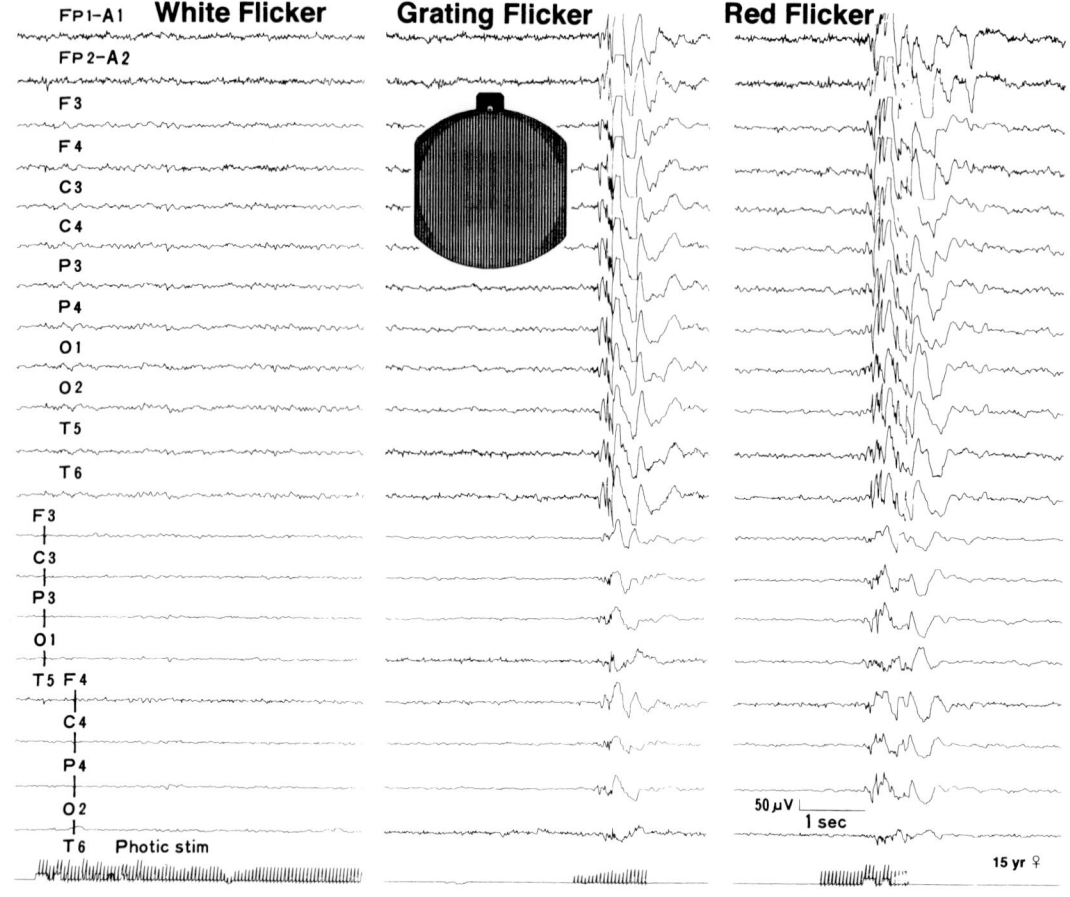

図 2-26 円形型ストロボフィルターを用いた視覚刺激に対する脳波反応[230]
症例（15歳，女性）は純粋光感受性てんかん者[217]。

効果を示すデータである。正方形型を自由に使いこなすためには熟練を要し，各フィルターの輝度調整に手間取る欠点があった。それが円形型では一切省略されるため，検査の施行がきわめて容易である。ここで，現在われわれがルーチンに行っている円形型ストロボフィルターによる，一連の視覚刺激による脳波検査の実際[226,230,233]を紹介しよう。

検査には被験者の一定した覚醒状態を要し，そのためにも臥位ではなく座位が望ましい。しかも閉眼下ではなく，発光面を被験者の眼前30 cmに固定し，室内をやや暗くし，開眼下（眼鏡使用者はそのまま）で刺激を与える。いずれの場合でも被験者にはフィルターの中心部分をできるだけ瞬きをしないで見つめるよう指示する。

（1）視覚誘発電位（visual evoked potential, VEP）

a．赤フィルターを使い，1〜3秒の不規則間隔で1発刺激を11回くり返す。

b．水玉フィルターを使い，1〜3秒の不規則間隔で1発刺激を11回くり返す。水玉刺激により肉眼でも識別できる高振幅VEPがしばしば誘発される。必要に応じ，初回反応を除いた10回刺激の平均加算をする。

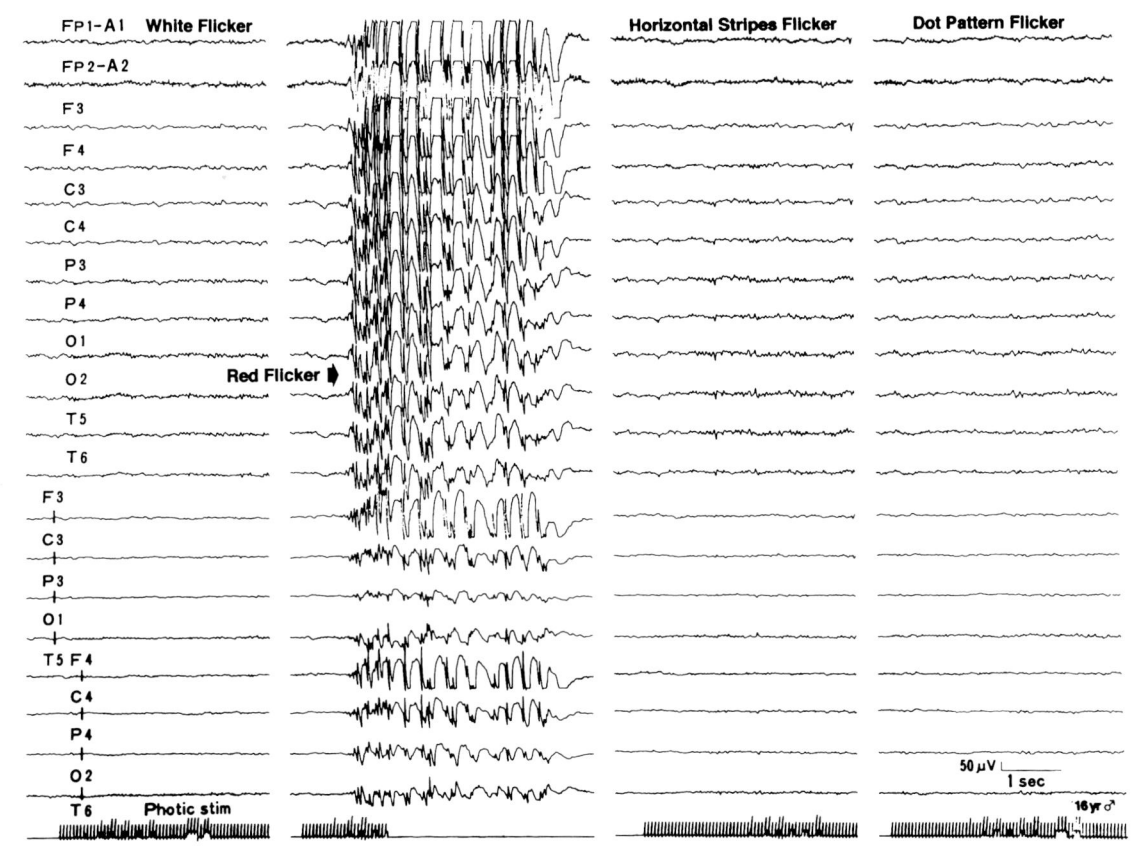

図 2-27 円形型ストロボフィルターを用いた視覚刺激に対する脳波反応
症例（16歳，男性）は光感受性てんかん者。

(2) 光駆動反応 (photic driving response)

a．赤フィルターを使い，5 Hz の赤点滅を 5 秒間続ける。
b．水玉フィルターを使い，5 Hz の水玉点滅を 5 秒間続ける。水玉点滅は高振幅光駆動反応をしばしば誘発する。

(3) 光突発反応 (photoparoxysmal response, PPR)

a．縦縞フィルターを使い，18 Hz の縦縞点滅を 5 秒間続ける。
b．赤フィルターを使い，18 Hz の赤点滅を 5 秒間続ける。
　どの刺激でも PPR が出現した際，臨床発作を未然に防ぐため，直ちに刺激を中断する。縦縞点滅は高頻度に PPR を誘発するが，その場合，部屋を明るくして縦縞の凝視を行い，図形感受性の有無を確かめる。縦縞点滅と赤点滅に感受性がなく，臨床上，光感受性が強く疑われる症例では，横縞フィルターを使い，18 Hz の横縞点滅を与える。必要に応じて水玉フィルターを使い，同様の刺激を 5 秒間くり返す。

　なお，円形型ストロボフィルターによる検査は鋭敏な脳波賦活法であり，発作誘発などの万が一の事態に備え，医師が同席して施行することをお勧めしたい。

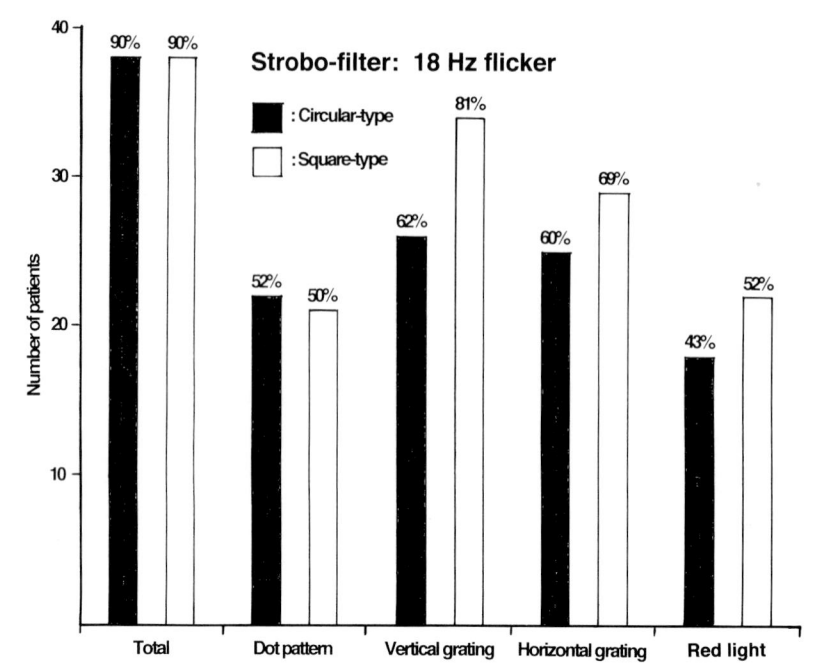

図 2-28 円形型と正方形型のストロボフィルターによる PPR 賦活効果
対象は 42 例の PPR を伴ったてんかん者。

D. 各装置による PPR 賦活効果の比較

図 2-29 は①視覚刺激装置 No.2[168)]，②視覚刺激装置 SLS-5100[169)]，③名札型ストロボフィルター[170)]，④正方形型ストロボフィルター[227)]による PPR 賦活効果について，赤点滅と図形点滅（①，②，③は斜縞点滅，④は縦縞点滅）の刺激別に 2 分して示した成績である。顕著な相違として，①と②のデータでは PPR 賦活効果が赤点滅＞図形点滅に対し，③と④のデータではそれが逆転して赤点滅＜図形点滅となっている。

何故このように逆転する結果が生じたのか，その原因として考えられる装置に関わる相違点を列挙したい。第 1 に，③と④における図形のパラメータの変更が，大きく影響した可能性がある。ストロボフィルターの図形は鮮明に印刷されてあり，③と④の図形のコントラストは 0.98 と高い。それに対し，①と②の図形はフィルムに撮影された図形がスクリーン上に投射されたため，図と地の境界がやや鮮明さを欠き，コントラストは 0.5 ないしそれ以下と低い。このようにして図 2-29 のデータを見直すと，図形のコントラストの高低が，図形点滅による PPR 賦活効果に鋭敏に反映されるものと解釈され，図形点滅にはコントラストの高い，鮮明な図形が必要であることを示唆している。さらに，④に使用した 2 c/deg 縦縞が至適空間周波数であったことも，賦活効果を高める一因になったのであろう。赤点滅による賦活効果のうち，その差が大きい①と③に注目すると，名札型では刺激視野が最も狭く，それがマイナス要因として作用した可能性が高い。赤点滅には円形型の大きさが，おそらく至適視野刺激と考えられる。

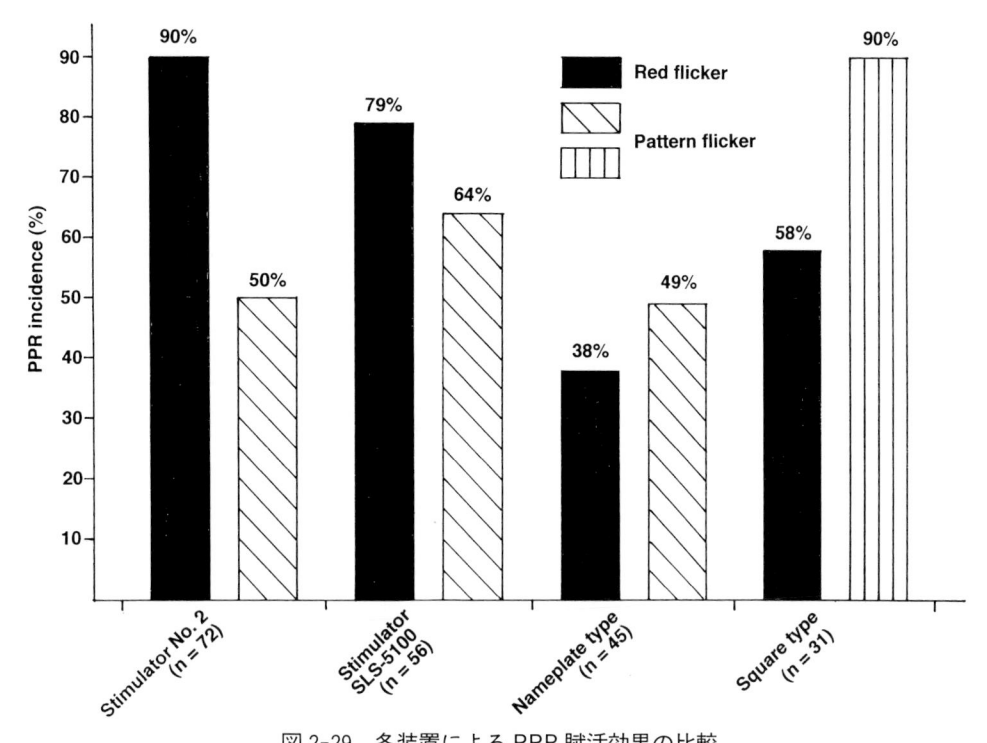

図2-29　各装置によるPPR賦活効果の比較

Ⅷ. 視野別視覚刺激

A. 視覚刺激装置 SLS-5100 を用いて

　本装置による脳波検査は，ストロボの閃光刺激と異なり，低輝度刺激のため被験者は刺激面を正視できる利点がある．そのため，57×57度の刺激面（全視野）を中心（11×11度），周辺（11-57度×11-57度），各半視野に分け，これら視野別刺激が可能になった[176,177,181,187-190,197,202,206,225]．

　初めにわれわれは，光感受性てんかん者25例（男性：6例，女性：19例；平均年齢：19.2±6.3歳）について，輝度は10 cd/m^2に保ち，15 Hzの赤点滅と水玉点滅の視野別刺激による全般性PPR賦活効果について調査した[202]．

　中心，周辺，全視野に分けて赤点滅によるPPR賦活効果を比較すると，中心：13例；周辺：2例；全視野：20例であった．それに対し，水玉点滅では中心：1例；周辺：14例；全視野：16例であった．赤点滅と水玉点滅の特に中心・周辺効果について比較すると，赤点滅：中心＞周辺；水玉点滅：中心＜周辺という互いに逆の結果であり，これは有意の相違であった．

　視野を左・右・上・下半視野に分け，赤点滅と水玉点滅の半視野刺激によるPPR賦活効果についても調査した．対象は上述した赤点滅と水玉点滅の全視野刺激によって全般性PPRが

誘発されたそれぞれ20例と16例である。赤点滅では左半視野：11例（55%）；右半視野：10例（50%）；上半視野：3例（15%）；下半視野：4例（20%），水玉点滅では左半視野：11例（69%）；右半視野：10例（63%）；上半視野：11例（69%）；下半視野：5例（31%）という結果であった。

中心と周辺の成績を要約すると，赤点滅の中心刺激により13例（65%）に，逆に水玉点滅の周辺刺激により14例（88%）に全般性PPRが誘発された。これは両刺激によるPPRの賦活機序が異なることを示唆しており，赤点滅は網膜の黄斑部が，水玉点滅はその周辺部が主に関与してPPRが誘発されるものと考えられる。いずれでも中心・周辺刺激が全視野の刺激効果を凌駕するものではなかったが，このような視野別視覚刺激はPPRの発現機序を知る有力な検査法であろう。とくに中心・周辺刺激によって誘発される全般性PPRの波形に注目すると，赤点滅の中心刺激は全領野同時生起に対し，水玉点滅の周辺刺激は後頭・頭頂部優位に出現して全般化する特徴がある。

半視野の成績を要約すると，赤点滅の左・右半視野刺激はそれぞれ55%，50%に全般性PPRを誘発するのに対し，上・下半視野刺激によるそれはそれぞれ15%，20%の低率であった。水玉図形に関しては，左・右半視野刺激がそれぞれ69%，63%，上・下半視野が69%，31%といずれも赤点滅よりやや高率であった。この半視野の成績も同様，赤点滅と水玉点滅によるPPR賦活（特に水玉点滅の上半視野刺激によるPPR賦活効果は赤点滅のそれよりも有意に高率）には，刺激の相違による異なった神経機構の関与が推測される。各半視野刺激で誘発されるPPRは，①左・右半視野刺激で誘発される場合は，反対側後頭部領域から生起し，振幅も反対側がやや高振幅であるのに対し，②上・下半視野刺激で誘発される場合は，左右後頭部領域から対称的に出現するという特徴が認められた[177,187,189,190]）。

全視野刺激により全般性PPRが誘発される光感受性てんかん者は，①左・右半視野刺激に対して反応する（均等PPR, equal PPR），②いずれかの半視野刺激のみに反応する（不均等PPR, unequal PPR），③半視野刺激には反応しない（無反応, no PPR）3群に大別される。25例中，①は13例，②は4例，③は8例であり，病因について比較すると，②の不均等PPRは外因（頭部外傷など）と有意に相関するのに対し，均等PPRと無反応は素因に関わりを持つという結果であった[187,189,190,202]）。玉井[237]は後述の正方形型ストロボフィルターを使った半視野刺激の成績を報告した。光感受性てんかん児16例中，均等PPRは10例，無反応は2例，不均等PPRは4例であったが，前2者12例の既往歴に異常がないのに対し，不均等PPR 4例の病因はいずれも外因性であった。

光感受性の程度に関しては，均等PPR＞無反応であり，後者は治療（バルプロ酸ナトリウムなどの投与）効果の反映ないし症状改善の徴候と見なされる。

B. 正方形型ストロボフィルターを用いて

図2-30に点滅水玉の中心・周辺刺激と半視野刺激のためのストロボフィルターを示した。赤点滅の視野別視覚刺激には，水玉点滅の場合と同様のフィルターを使用した[182,183]）。フィルターを25cm前方に呈示したので，中心と周辺は視野に換算してそれぞれ11×11度，11-30×11-30度である。当初，輝度は水玉点滅が317 cd/m^2，赤点滅は32 cd/m^{2}であり，

点滅周波数は 15 Hz を用いて検査を行った。なお玉井[237-239]は，同一性状の 13×13 cm のストロボフィルター（赤，水玉，斜縞，赤の半視野，水玉の半視野）を使った成績を報告しているが，フィルターは被験者の眼前 30 cm に呈示する方法をとっている。

初めに，正方形型ストロボフィルターによる赤点滅の全視野刺激で全般性 PPR が誘発された 7 例のてんかん者（男性：1 例，女性：6 例；平均年齢：17.0±3.0 歳）について，赤点滅の中心・周辺刺激による PPR 賦活効果を①ストロボフィルターと，②視覚刺激装置 SLS-5100 を使って比較した[182]。中心刺激による効果は①：5 例，②：4 例；周辺刺激による効果は①：1 例，②：0，という結果であり，両装置による赤点滅の中心・周辺刺激による効果は類似していた。

次に，同様にして①ストロボフィルターと，②視覚刺激装置 SLS-5100 による水玉点滅の中心・周辺刺激効果について比較した[183]。対象は水玉点滅によって全般性 PPR が出現した 8 例のてんかん者（男性：1 例，女性：7 例；平均年齢：15.6±2.7 歳）である。中心刺激による効果は①：3 例，②：0；周辺刺激による効果は①：4 例；②：7 例であり，中心刺激効果は①＞②，周辺刺激効果は①＜②という結果であった。

水玉点滅の場合，どうしてかかる相違が生じるのであろか？視覚刺激装置の周辺はフィルターのそれより広範であり，①＜②の結果は首肯できる。しかし，中心刺激の①＞②の差は何によるのだろうか？両装置の水玉模様を比べると歴然とした相違があり，図 2-31 に示したように①の水玉は直径が 2 mm と小さく，②の水玉は 6 mm で大きい。フィルターとスクリーンは眼前 25 cm にあり，それを空間周波数で表現するとそれぞれ 1.5 c/deg と 0.5 c/deg である。果たして水玉模様の空間周波数に依存したものかどうかの解明に，まず以下の調査を行った[220]。

図 2-31 に 5 枚の水玉ストロボフィルターの各一部を示したが，検査にはいずれも 13×13 cm の正方形型を 25 cm 前方に呈示した。対象は 21 例の光感受性者（男性：5 例，女性：16 例；平均年齢：20.9±9.3 歳）である。刺激光の輝度は 22 cd/m² に保ち，点滅周波数として

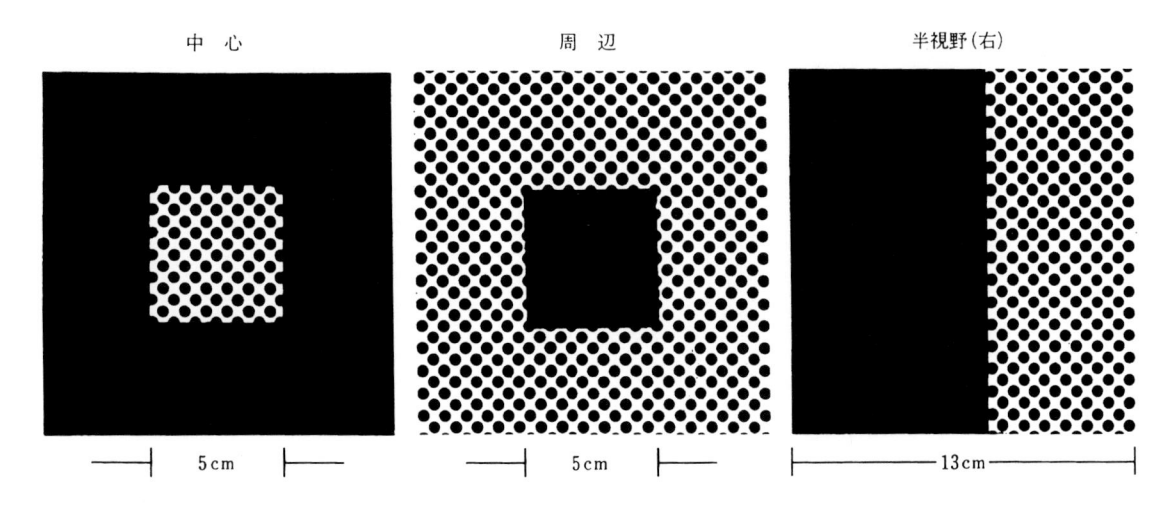

図 2-30　視野別刺激のための正方形型ストロボフィルター

5, 10, 15, 20, 25, 30 の 6 種類，それに 5 枚のフィルターを組み合わせた計 30 種類の水玉点滅を使用した．刺激時間は 5 秒であり，10～30 秒の刺激間隔をおいて次の刺激へ移るようにした．どの刺激でも，PPR が出現した際，直ちに刺激を中断した．

図 2-32 は得られた結果のまとめである．水玉模様の空間周波数に関しては，2.1（1 mm）c/deg が最も効果的であり，次いで 1.5（2 mm），0.8（4 mm），0.5（6 mm），4.9（0.5 mm）c/deg の順である．点滅周波数に関しては，20＞15＞10＝25＞30 Hz であり，5 Hz による賦活効果は認められなかった．これは水玉点滅による PPR の賦活に，水玉模様の空間周波数に加え，点滅周波数が大きく依存することを示すデータといえよう．

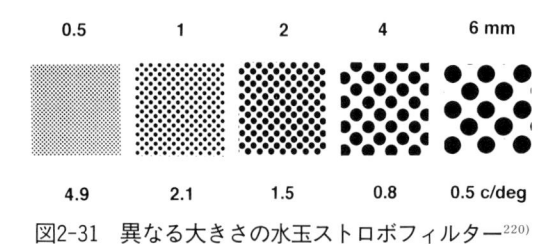

この資料を基に，次の調査に着手した[231]．被験者は光感受性てんかん者 20 例（男性：2 例，女性：18 例；平均年齢：21.4±11.7 歳）であり，全例が正方形型ストロボフィルターによる水玉（1, 2 mm）20 Hz 点滅刺激によって全般性 PPR が誘発された．この調査の際，輝度は 22 cd/m^2，点滅周波数は 20 Hz に固定し，水玉模様（直径が 0.5, 1, 2, 4, 6 mm）のストロボフィルターを使い，図 2-30 に示した水玉点滅の中心（11×11 度）と周辺（11-30 度×11-30 度）に刺激を与え，全般性 PPR の賦活

図 2-31 異なる大きさの水玉ストロボフィルター[220]

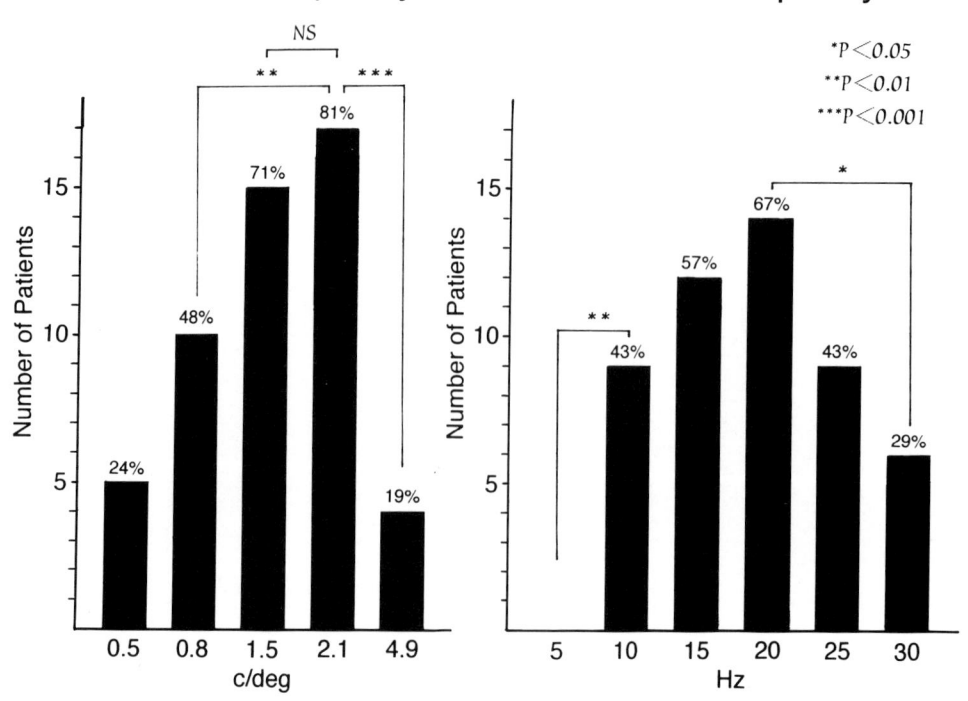

図 2-32 異なる大きさの水玉模様と異なる点滅周波数の組み合わせ刺激による PPR の賦活効果[220]

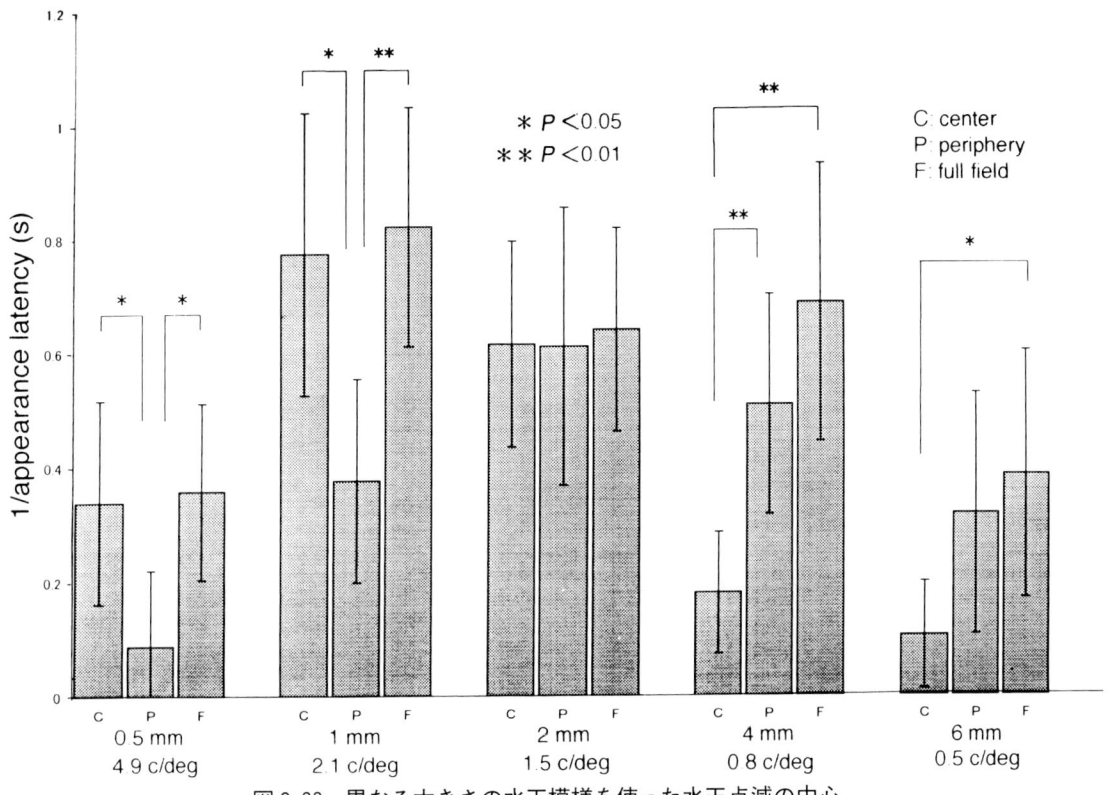

図 2-33 異なる大きさの水玉模様を使った水玉点滅の中心，周辺，全視野刺激による PPR の賦活効果[231]
点滅周波数は 20 Hz.

効果を検討した。図 2-33 は得られた成績のまとめである。PPR の出現潜時を比較すると，1 mm と 0.5 mm 水玉点滅の中心刺激による潜時は周辺刺激のそれより有意な短縮をしている。逆に，4 mm 水玉点滅の周辺刺激による潜時は中心刺激のそれより有意な短縮を示した。2 mm と 6 mm の水玉に関しては，そのような有意差はない。この結果を要約すると，空間周波数の高い（細かい）水玉点滅の中心刺激は，その周辺刺激より PPR 賦活が強いのに対し，空間周波数の低い（粗い）水玉点滅は逆の結果であり，中心より周辺刺激が PPR を誘発する効果的な刺激となっていることが判明した。

この成績から，どのような機序が類推されるであろうか？われわれは視野検査の基本所見[105]に注目した。すなわち，10 cd/m² の背景光では中心窩がもっとも視力が良く，それから 3 度，30 度，50 度と周辺になると，階段状に視力は低下する。水玉点滅は低輝度であること，その中心刺激は中心窩部分を十分カバーしている事などを考え合わせると，異なる水玉点滅の視野別刺激による PPR 賦活効果の相違は，このような視野検査の基本所見から理解できるように考えられる。

図 2-34 は，赤点滅と水玉点滅の中心と周辺刺激による PPR 賦活効果を，模式的に示したものである。赤点滅は中心刺激が効果的なことから，17 野である有線領（striate cortex）の中心を選択的に賦活するものと思われる[222]。それに対し，図形点滅は水玉点滅の成績で代表

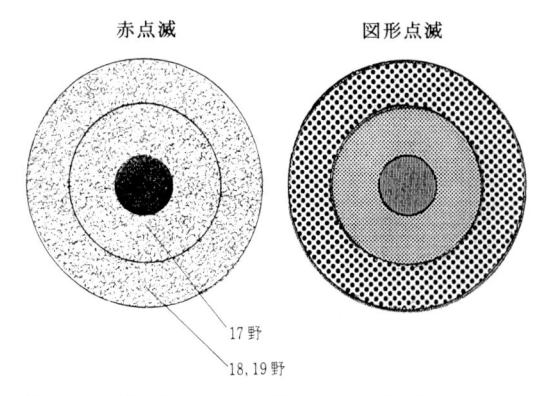

図2-34 赤点滅と水玉点滅の中心・周辺刺激によるPPR賦活効果を示した模式図

赤点滅は中心刺激が効果的にPPRを誘発するのに対し、水玉点滅の場合、中心刺激は細水玉、周辺刺激は粗水玉がPPRを賦活する。

されるように、細かい図形点滅は有線領の中心を刺激し、粗い図形点滅は有線領の周辺に加えて、18, 19野などの有線領外皮質（extrastriate cortex）をも賦活するものと推測される。有線領外皮質の賦活に関しては、図形点滅によるPPRの波形が後頭部・側頭後部・頭頂部から生起する所見[156,202,221]からも支持され得るであろう。

さらに、正方形型ストロボフィルター法に準じた半視野と1/4視野を刺激するフィルター（図2-35）を使い、その効果を11例の女性光感受性てんかん者（平均年齢：21±12.7歳）について調査した[213]。15 Hzの赤点滅に感受性を呈した11例中、赤点滅の半視野と1/4視野刺激によるPPRの賦活効果は以下のようであった。左半視野：7例；右半視野：7例；上半視野：4例；下半視野：4例；左上1/4：3例；左下1/4：4例；右下1/4：4例；右上1/4：3例。11例中6例に15 Hzの水玉点滅による全般性PPRの賦活が認められた。水玉点滅の半視野と1/4視野刺激によるPPRの賦活効果は、左半視野：5例；右半視野：5例；上半視野：4例；下半視野：3例；1/4視野刺激：いずれでも各3例、という結果であった。

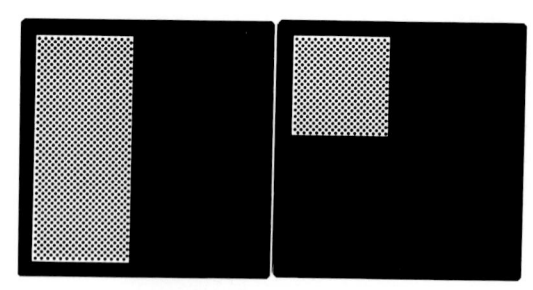

図2-35 水玉模様の半視野と1/4視野刺激用のストロボフィルター
水玉の直径は2 mm.

図2-36は、赤点滅に感受性のある症例に行った赤点滅の1/4視野刺激に対する脳波反応である。下1/4刺激によってのみ全般性PPRが誘発されたことから、それに対応する視覚領の過剰興奮領域として、図2-37右に示した部位が推測されよう。

このように、1/4視野刺激は半視野刺激に比べPPR賦活にやや劣るが、強い光感受性のある症例には検査の安全性を考慮して1/4視野刺激をくり返し、それで半視野刺激の目的を達することが可能であろう。

C. PPR精査のための視覚刺激

光感受性の有無を検出するルーチンの検査として行っている円形型ストロボフィルター法により、全般性PPRが誘発された所見（図2-26と図2-27）にふたたび目を向けてみよう。一見してこれらの図から、2症例の図形点滅と赤点滅に対する光感受性の把握が可能と思われる。しかし光感受性発作の防止索を講じるなど、治療の観点から思案すると、感受性の性状についてさらに詳しく知る必要が生じてくる。そのためにわれわれは、視野別視覚刺激の知見を生かしながら、PPR精査のための視覚刺激による検査を必要に応じて行っている。

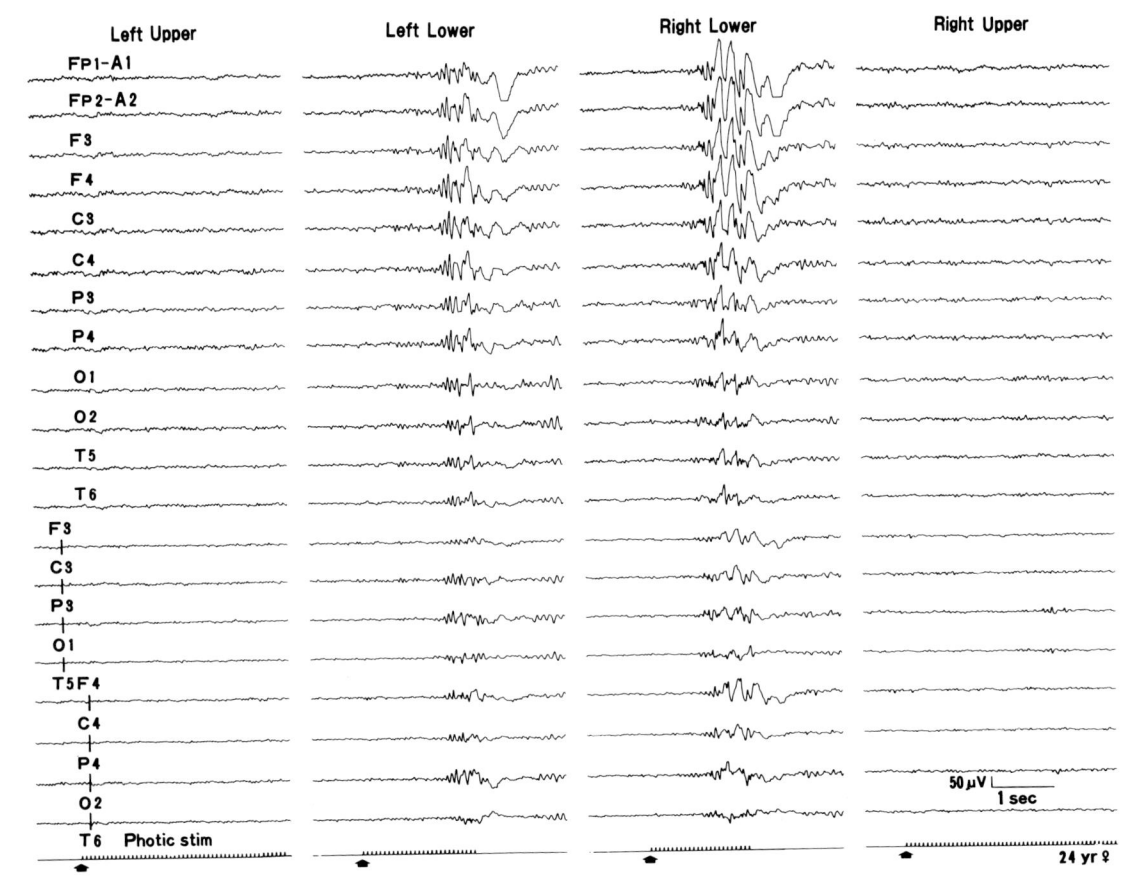

図 2-36 赤色点滅の 1/4 視野刺激に対する脳波反応[213]
症例（24 歳，女性）は光感受性てんかん者。1/4 視野刺激のための赤ストロボフィルターを使い，15 Hz の赤点滅を各視野に与えた。

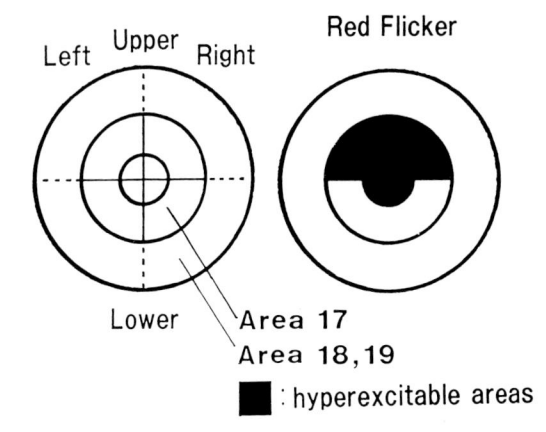

図 2-37 視覚領の過剰興奮領域
図 2-36 の所見から推測される，当該症例の視覚領における過剰興奮領域。

図 2-38 の上は縦縞点滅の中心・周辺刺激に使われる正方形型フィルターの模式図である。図形点滅による PPR の誘発は縦縞がもっとも効果的であることから図形点滅の中心・周辺刺激には縦縞を使用する。赤点滅の中心・周辺刺激には同様の正方形型赤フィルターを使う。

光感受性てんかん者の PPR 精査のための視覚刺激には，図 2-38 の下に示した計 8 種類の刺激を用いる。すなわち，①白点滅全視野，②縦縞点滅中心，③縦縞点滅周辺，④縦縞点滅全視野，⑤縦縞全視野，⑥赤点滅全視野，⑦赤点滅周辺，⑧赤点滅中心であり，各 5 秒間刺激する。レーダー・チャートはこれら刺激による

VIII. 視野別視覚刺激

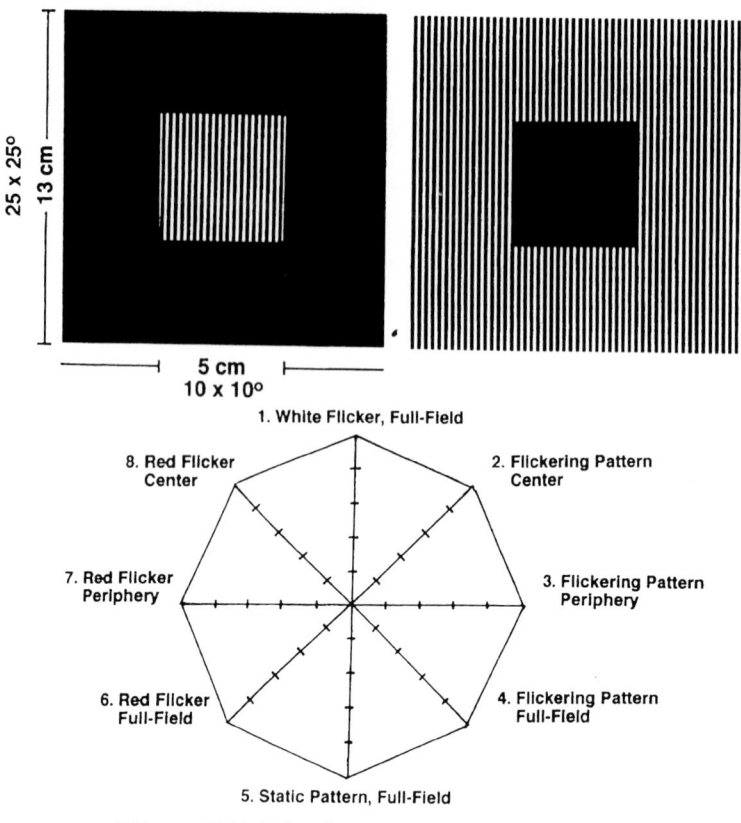

図 2-38　縦縞点滅の中心・周辺刺激のためのストロボフィルターとレーダー・チャート[230]

PPR賦活効果のまとめに使われ，中心点から延びる8本の線はPPRが出現する潜時（秒）を示す。

図2-39は図2-26の同一症例（純粋光感受性てんかん）に行ったPPR精査のための視覚刺激による検査結果である。全般性PPR（Waltzらの分類[259]による4型）は赤点滅中心・周辺刺激，縦縞点滅中心・周辺刺激によって誘発されたものであり，中央にレーダー・チャートを示した。本症例は①の白点滅全視野刺激を除く7刺激に強い感受性を呈したが，⑤の縦縞を凝視して間もなく，全般性突発波がくり返し出現する図形感受性をも伴っていた。このチャートを用いると，光感受性の性状が一目瞭然となる。図2-40は他の光感受性てんかん者の所見である。左と中はそれぞれ治療前の白点滅全視野と縦縞全視野刺激に対する脳波反応であり，右上にレーダー・チャートを示した。本症例は8刺激の全てに感受性を有していたが，バルプロ酸ナトリウムの服薬により光感受性が改善され，その所見を右下のチャートに示した。このような表示はPPRの性状だけでなく，改善の程度や治療経過を知るのに役立つと考えられる。Binnieら[12]は抗てんかん薬単剤の急性投与による時間経過を含む効果を知る方法として，ストロボによる閃光刺激を定式化し，PPRを指標にした検査法を報告した。今後，そのような検査目的にも，PPR精査のための上述した視覚刺激法が適用可能と思われる。

さらに，PPRの病因を知る補助診断として，赤点滅ないし図形点滅の半視野刺激は有用である。図2-41は縦縞点滅の半視野刺激で誘発さ

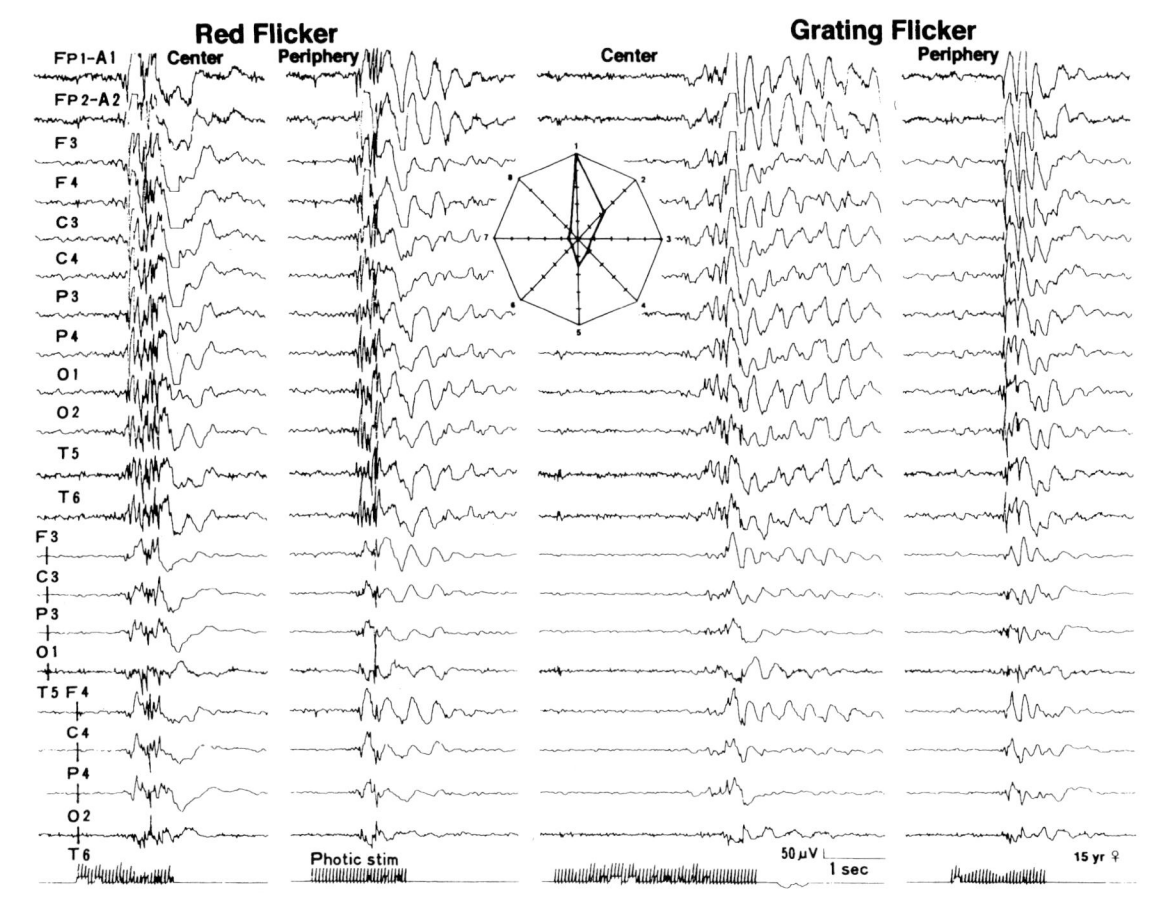

図 2-39 赤点滅の中心・周辺刺激と縦縞点滅の中心・周辺刺激にたいする脳波反応[230]
症例（15歳，女性）は純粋光感受性てんかん者（図 2-26 の症例と同一）。

れた均等 PPR であり，これは PPR の発現に素因の関わりを推測させる。もし PPR が左右いずれかの半視野刺激により誘発されれば，そ れは前述した不均等 PPR であり，外因性の由来を示唆する[189,190,202,208,237-239]。

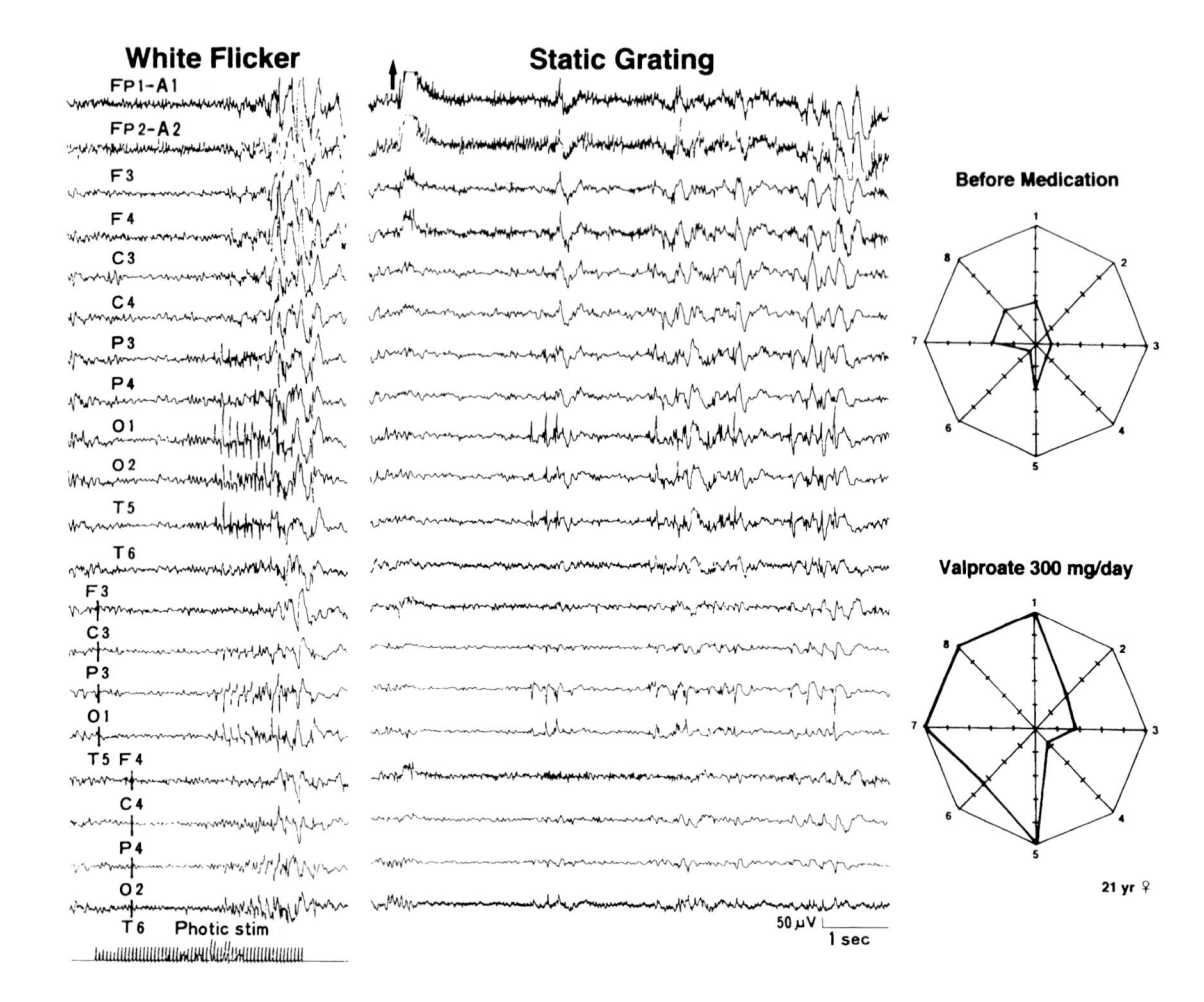

図 2-40 白点滅と縦縞模様刺激に対する脳波反応[230]
　症例（21歳，女性）は光感受性てんかん者。右の図はレーダー・チャート。

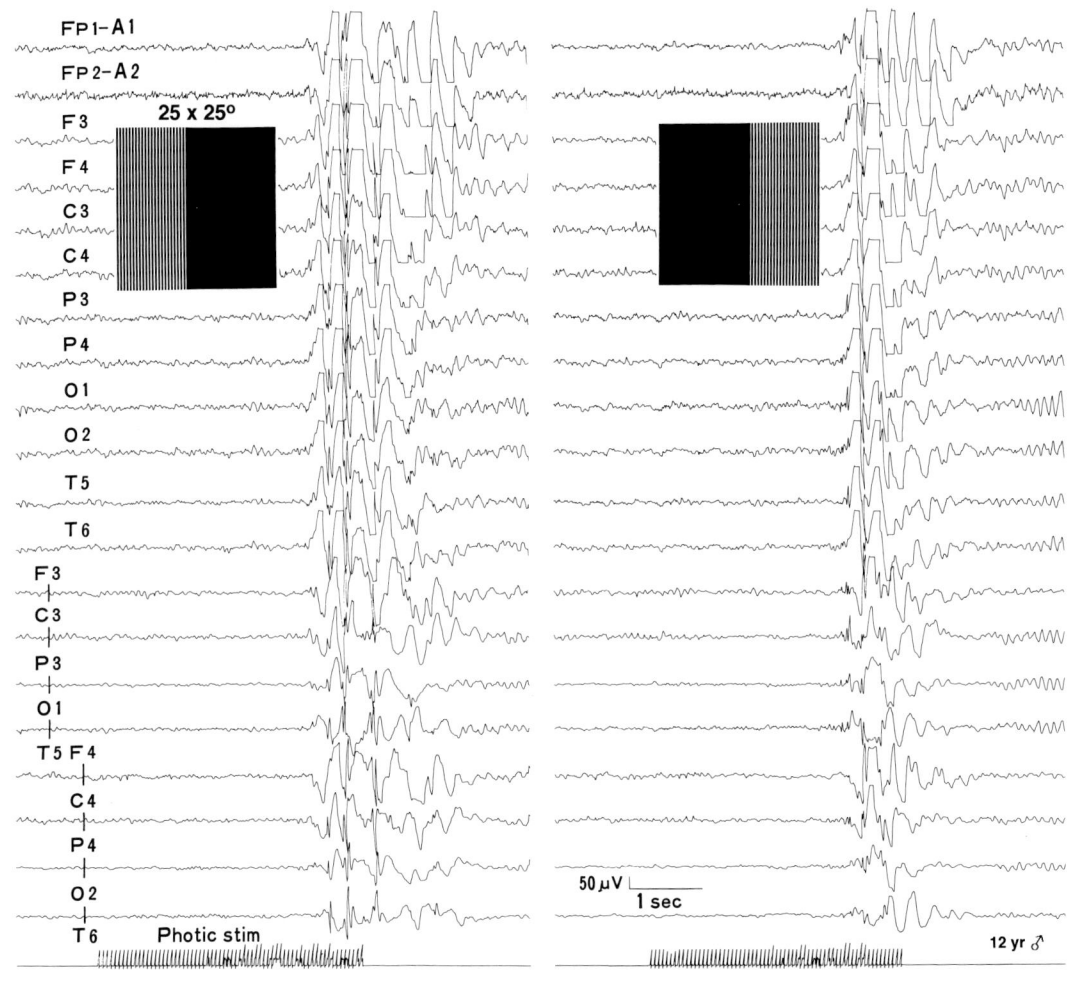

図 2-41 縦縞点滅の左右半視野刺激に対する脳波反応
症例（12歳，男児）は光感受性てんかん者。

IX. 光駆動反応

　これは photic following ないし photic driving response と呼ばれ，点滅刺激によってそれと同じ周波数あるいは調和関係にある周波数の駆動波が後頭部領域に出現する所見を指す[85,117,207]。振幅の左右差が50%以上の際，異常とみなされ，脳波検査の被験者の5％に認められる[29]。Harding & Jeavons[59]はルーチンの検査で特記する所見がなく，異常な光駆動反応が光感受性発作を理解する重要な情報を時に提供するという。われわれは5Hzの水玉点滅と赤点滅を使って誘発される光駆動反応に関し，一連の研究を行ってきた[197,206,225]。

A. 全視野刺激

　図2-42は視覚刺激装置No.2の5Hz点滅刺激に対する，てんかん者（6歳の男児）の脳波反応である[154]。後頭部に着目すると（＊印

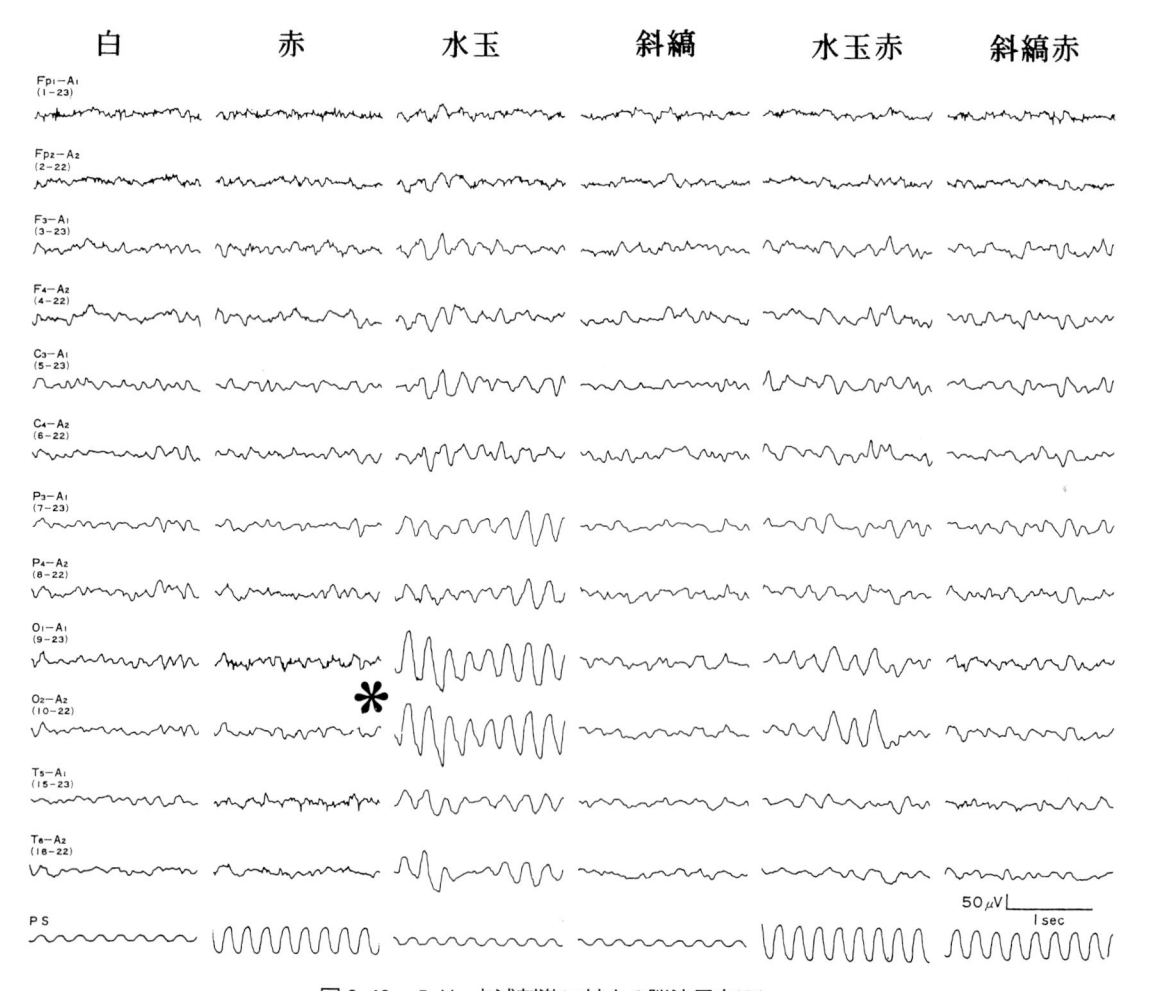

図2-42　5Hz点滅刺激に対する脳波反応[154]
　　症例（6歳，男児）はてんかん者。視覚刺激装置No.2を使用。

し），水玉点滅による5 Hzの基本同調駆動反応の頂点間振幅が150 μVに及び，高振幅であるのが注目される。水玉赤点滅（水玉の地が赤）の反応はそれに次ぐが，斜縞点滅の反応は目立たない。さまざまな模様を使った調査でも同じ結果であった[253]。そこでわれわれは，水玉と赤を使った5 Hz点滅刺激による光駆動反応の記録を続けてきた。

初めに，両刺激により誘発される光駆動反応について，精神科外来患者713例（年齢：5〜70歳）の多数例の分析を行った[164]。被験者を①正常脳波群：180例（健康人25例を含む）；②脳波異常を伴うてんかん者：430例；③脳波異常を伴う精神疾患者：103例の3群に分類し，さらに年齢区分（0〜10，11〜20，21〜30，31〜40，41〜70歳）をして光駆動反応を比較した。両刺激による>50 μVの光駆動反応は，3群とも若年者（0〜10歳）に共通して高率に認められた。

光駆動反応についてもわれわれは，ストロボの閃光刺激（IPS）と低輝度視覚刺激による比較をした。対象は5〜57歳に及ぶ神経科外来患者108例である[165]。刺激として①閉眼下5 Hz IPS，②開眼下5 Hz IPS，③5 Hz赤点滅，④5 Hz水玉点滅の4種類を用いた（③と④には視覚刺激装置No.2を使用）。①と③で誘発される光駆動反応の波形と振幅は類似していたが，25 μV以下の低振幅であった（それぞれ①の81%と③の72%）。一方，②と④で誘発される光駆動反応は類似しており，>50 μVの光駆動反応が②で19%，④で28%に誘発された（ただし両者間に有意差なし）。この結果から，5 Hzの水玉点滅と赤点滅は光駆動反応を誘発する効果的な刺激であることを提唱した。

さらに，視覚刺激装置SLS-5100を使い，閃光刺激との比較を神経科外来患者536例（3〜78歳）について再び行った[170]。図2-43のように，>50 μVの光駆動反応は①閉眼下5 Hz IPS：28例（5%），②開眼下5 Hz IPS：67例（13%），③5 Hz赤点滅：32例（6%），④5 Hz水玉点滅：106例（20%）に出現し，④の効果は最大，しかも有意に②＜④という結果であった。視覚刺激装置No.2を使った調査[164]で有意差がなく，SLS-5100で上述の結果が生じたことは，両者の水玉の性状の違い（No.2の水玉は細かく，SLS-5100の水玉は粗い）に加えて，SLS-5100の刺激視野が大きいことによるのであろう。

水玉点滅により誘発される光駆動反応の詳細を知るために，20〜78歳の成人515例（年齢と性別をマッチさせた40例の健康な大学生を含む）について調査した[166]。>50 μVの高振幅光駆動反応は健康な大学生に皆無だったのに対し，精神科外来患者では84例（16%）に認められ，これは視覚領の機能異常を示唆する所見と考えられた。高振幅を呈した症例について性別を比較すると，女性が男性より2.4倍の高率（有意差あり）であった。

図2-44は，精神科外来患者137例（男67例，女70例）について，視覚刺激装置SLS-5100と正方形型ストロボフィルターを用い，5 Hzの水玉点滅と赤点滅刺激により誘発された後頭部の基本同調駆動反応の振幅を視察的に計測し，年齢別にその平均値を示したものである[184]。健常人における所見と同様，両刺激で誘発される光駆動反応の振幅は，加齢とともに振幅を増し，男女別の比較では女性がより高振幅という結果であった。なお，この調査の対象からは，一般に光駆動反応の大きいてんかん患者や脳硬塞など局在性障害のはっきりした症例は除外した。

図2-45は，図2-44と同一対象例について，SLS-5100による刺激で誘発された反応のパワースペクトル分析による結果である[185]。両

刺激で誘発される 5, 10 Hz 光駆動反応の振幅は加齢とともに増大している。男女別に比較すると，女性では両反応の振幅が加齢とともに振幅を増すのに対し，男性では赤点滅で誘発される 5 Hz 光駆動反応のみが，加齢との相関を示した。さらにわれわれは，両刺激で誘発される光駆動反応のパワースペクトル分析が，大脳に及ぼす薬物の影響を知る新たな手技として役立つことを提唱した[194]。

現在われわれは，正方形型ストロボフィルターを用い，異なる空間周波数の水玉図形[220]を使った 5 Hz の水玉点滅による光駆動反応の記録をルーチンの検査として施行している[219]。若年者では水玉図形の高い空間周波数（4.9-2.1 c/deg；0.5-2 mm の直径）により高振幅の光駆動反応が誘発されるのに対し，高齢者ではそれが低い空間周波数（1.5-0.5 c/deg；2-6 mm の直径）によってしばしば誘発される。

B. 視野別刺激[186,191-193]

図 2-46 は，20 歳以上の精神科外来患者，計 54 名（てんかん，脳硬塞などは除外）[197]に SLS-5100 を用いた水玉点滅の視野別刺激を行い，その駆動反応をパワースペクトル分析し，5 Hz の基本同調駆動反応の平均振幅を示したものである。20～44 歳の対象に比較して，45 歳以上の対象ではすべての反応がより高振幅で

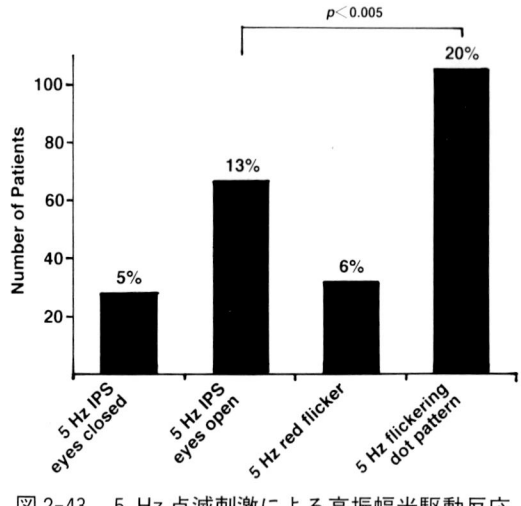

図 2-43　5 Hz 点滅刺激による高振幅光駆動反応（＞50 μV）の賦活
ストロボ（IPS）と視覚刺激装置 SLS-5100（赤点滅と水玉点滅）を使用。

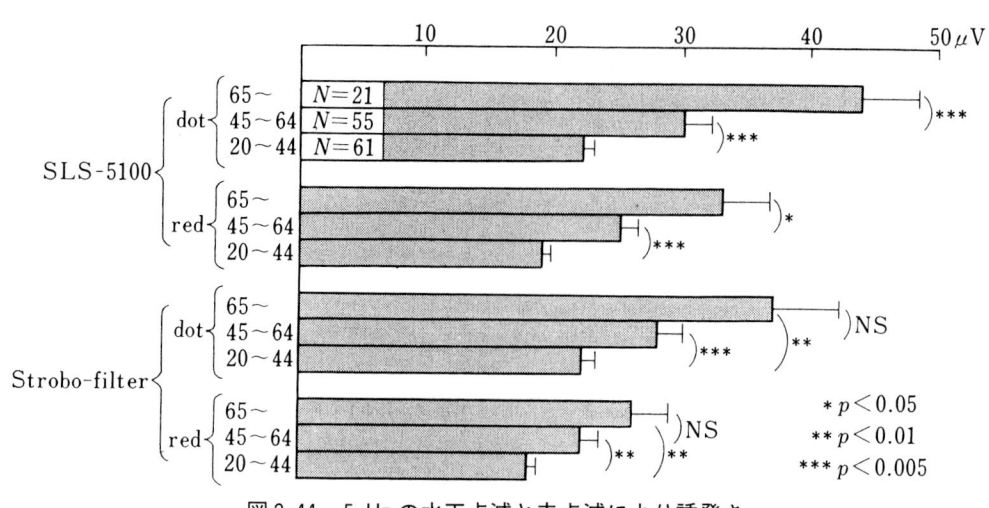

図 2-44　5 Hz の水玉点滅と赤点滅により誘発された光駆動反応－SLS-5100 とストロボフィルター（正方形型）の比較[184]

水玉点滅　　　　　赤点滅

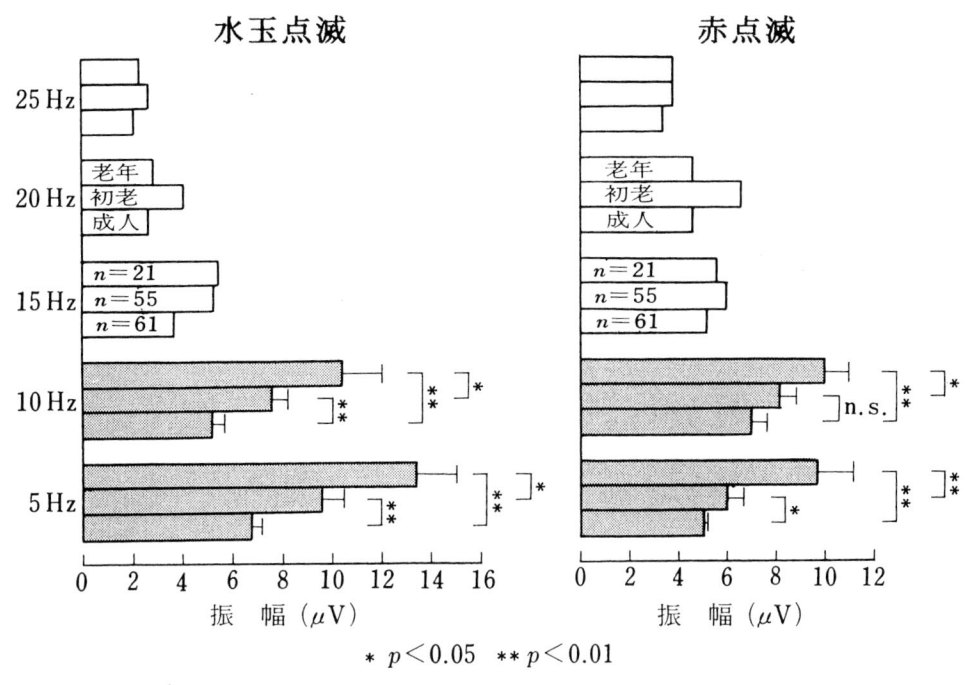

図2-45　5 Hzの水玉点滅と赤点滅により誘発された光駆動反応のパワースペクトル分析[185]
視覚刺激にはSLS-5100を使用。

$* p<0.05$　$** p<0.01$

あり，高齢群では周辺と下半視野が全視野とほぼ同等の効果を示している。同群の左・右半視野に注目すると，刺激反対側がやや高振幅であるが有意差はない。上・下半視野刺激による効果には著しい相違がある。上半視野による刺激は有線領の下内側面を賦活するのと異なり，下半視野刺激は後頭部電極のあるO1，O2のほぼ直下に位置する有線領を選択的に賦活するため，全視野と同等の効果をもたらすものと思われる。

左頭頂葉に転移性腫瘍があった2症例の脳波検査で，われわれは水玉点滅の半視野刺激による光駆動反応の分析が，脳腫瘍の局在診断に役立つことを報告した[179]。

上述したデータから光駆動反応を光感受性てんかんの脳波診断に役立てる際，以下の吟味が必要と思われる。①5 Hzの水玉点滅と赤点滅（10-30 cd/m²）は5 Hzの閃光刺激に比べ，>50 μVの高振幅光駆動反応をより高率に誘発する。②光駆動反応の振幅は女性＞男性である。③高振幅の光駆動反応は，健常小児だけでなく健常高齢者にも認められる。④成人に出現する高振幅の光駆動反応は，視覚領における何らかの機能障害を示唆する。⑤所見④は，中心，周辺，半視野などの視野別刺激によって，その性状がより明らかになる。

成人男性の後頭葉てんかん2例（症例1：33歳；症例2：48歳）[224]の脳波検査ではPPRが出現せず，正方形型ストロボフィルターを使った5 Hz水玉点滅による光駆動反応はいずれも高振幅であった。5種類（0.5, 0.8, 1.5, 2.1, 4.9 c/deg）の水玉図形[220]のうち，症例1は0.8 c/deg（直径4 mm），症例2は0.5 c/deg（直径6 mm）の全視野刺激で最大の反応であったことから，それぞれの図形を使った中心・周辺刺激を行うと，症例1は中心（図2-47；topographic mapping[117,135]による分析），

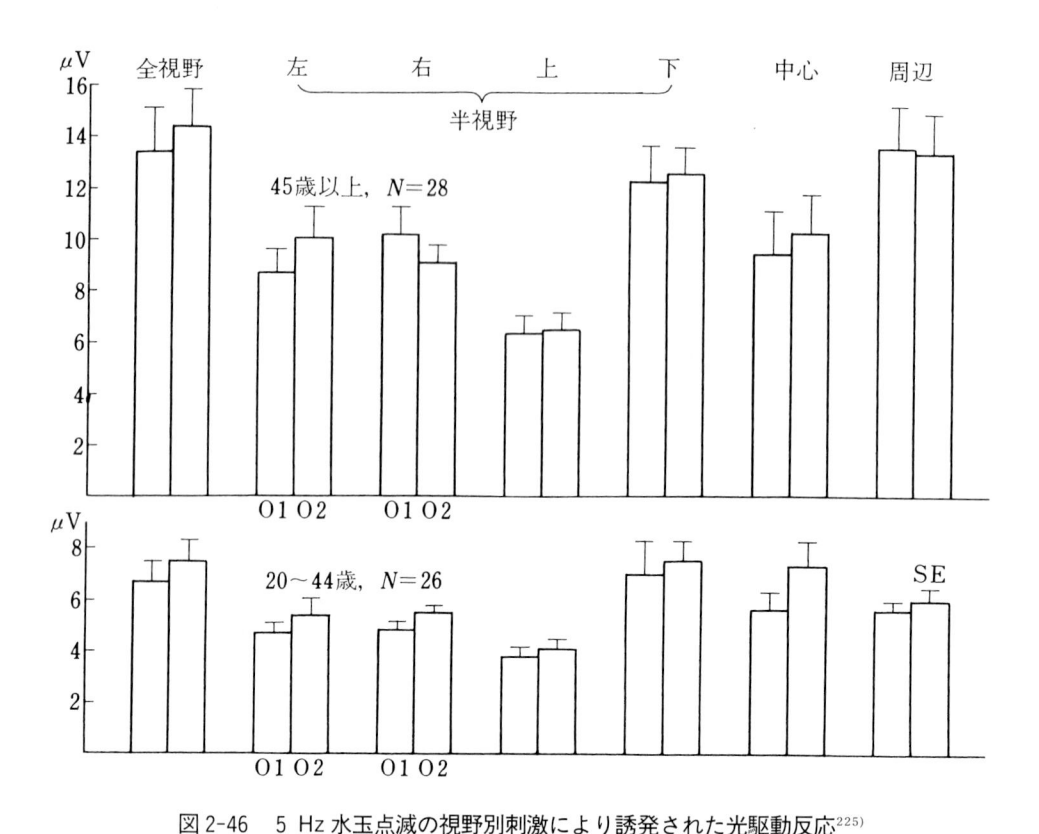

図 2-46　5 Hz 水玉点滅の視野別刺激により誘発された光駆動反応[225]
　　各脳波の分析は，刺激 2 秒後から 5 秒間の記録について行った。5, 10, 15, 20, 25 Hz の光駆動反応のパワー中，それが最大であった 5 Hz 光駆動反応について，20-44 歳，45 歳以上の 2 群に症例を分け，左右後頭部の平均パワーを示した。SE は standard error．

症例 2 は周辺が全視野より高振幅である最大反応を呈した。症例 1 にはパチンコなどで誘発される視覚発作がくり返しある。場面の歪みが先行し，眼瞼のミオクロニー，短い意識減損，動悸，吐き気，持続する倦怠感という一連の発作症状が誘発される。ルーチンの脳波検査に異常はない。症例 2 は前々からちらつき刺激に神経質であり，麻雀やテレビゲーム中，数回の全般性けいれん発作を起こしている。症例 2 も同様，ルーチンの脳波検査に異常はない。2 症例の臨床所見に加え，上述した高振幅の光駆動反応から，いずれも後頭葉てんかん（潜因性）が考えられた。

とくに側頭葉てんかんに比較すると，後頭葉てんかんの臨床的知見はなお乏しいといわれる[81]。上述の成績から，水玉点滅による脳波検査は後頭葉てんかんの補助診断に役立つに違いない。もし成人例で高振幅光駆動反応が誘発された場合，それは後頭葉てんかんの診断を支持する大事な所見であり，さらに視野別刺激を加えた光駆動反応の精査により，高振幅反応の把握がより的確なものになるであろう。

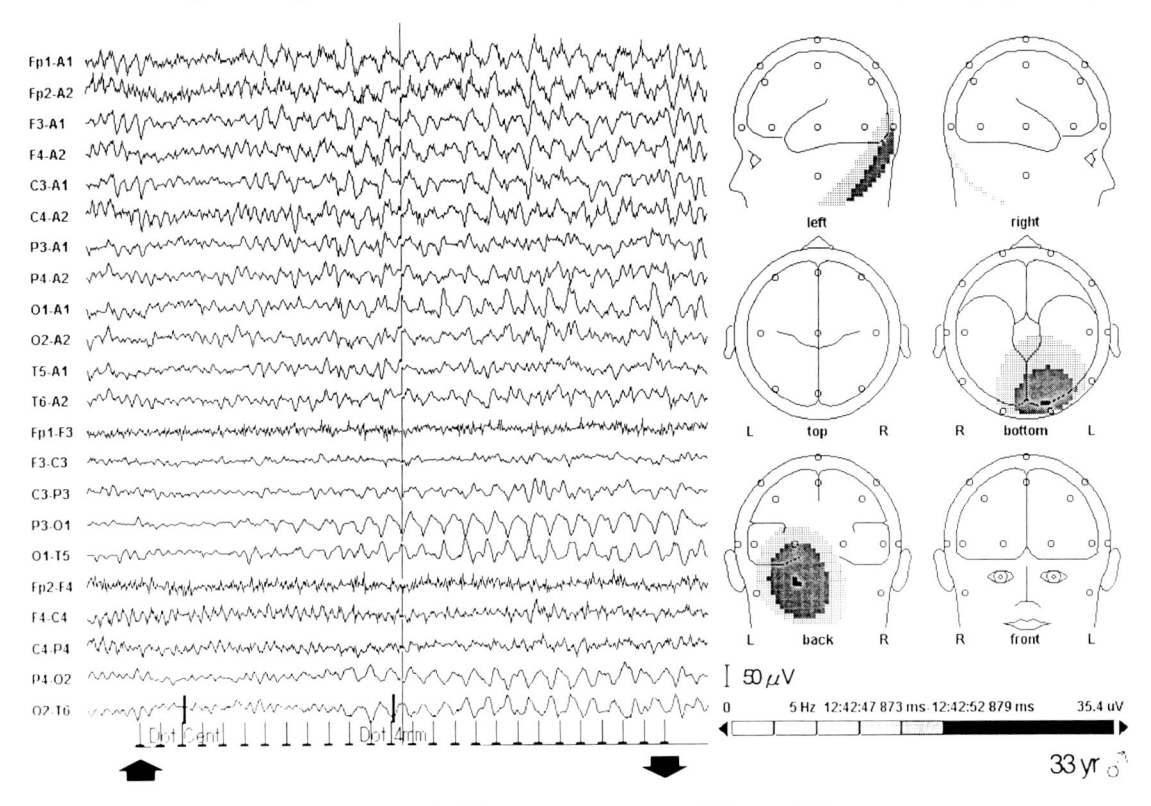

図 2-47 後頭葉てんかん者（33歳，男性）の高振幅光駆動反応[224]
図形点滅の中心刺激には正方形型ストロボフィルターを使用した。

X. 視覚誘発電位

　特発性光感受性後頭葉てんかん（idiopathic photosensitive occipital lobe epilepsy, IPOLE）[56]に関する視覚誘発電位（visual evoked potentials, VEPs）の知見[57]は，光感受性てんかんの診断に新たな一石を投じただけでなく，神経生理学的にも興味ある所見のように思われる。そのVEPについて述べる前に，IPOLEについて要約する。

　Guerriniら[56]はいわゆる光感受性てんかんの中からIPOLEを抽出し，それを新たなてんかん症候群として報告した。光感受性発作は前学童期ないし思春期に発症し，女性に多い。家族歴に特発性てんかん者やそれを示唆する異常脳波を呈する人がある。治療には抗てんかん薬療法に加え，視覚性誘因の回避が奏効する。光感受性が持続する思春期まで，発作の危険性はある。発作時，嘔吐が他の自律神経症状と同時ないしそれに引き続いて起こることが多く，発作性頭痛をしばしば伴う。脳波の基礎波は正常であり，安静時に突発波が後頭部，ときに全般性に出現する。閃光刺激により後頭部の局所性PPRが，時に全般性PPRが誘発される。本

X. 視覚誘発電位

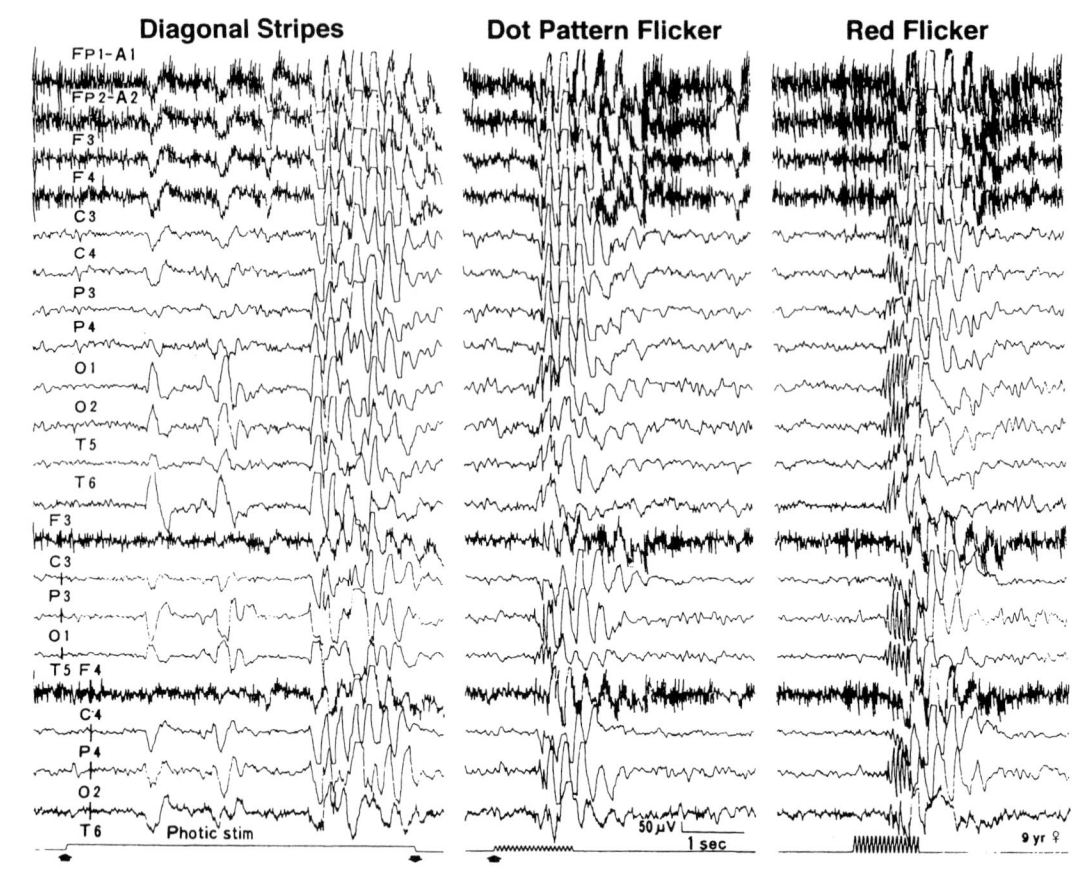

図2-48 特発性光感受性後頭葉てんかん者の視覚刺激に対する脳波反応
症例は9歳，女児。斜縞，水玉点滅，赤点滅には視覚刺激装置SLS-5100を使用した。

症候群は特発性全般てんかんの中の光感受性てんかんに比べ，誘発発作の大半が視覚性，そして頭痛など自律神経性のもので占められる。

このような特徴を持つ①IPOLEは，VEP振幅が異常に高振幅であり，それがIPOLEの診断に役立つという。閃光刺激とパタン反転によるVEPは有意に高振幅であるが，波形とその潜時に異常はない。しかし，②症候性光感受性後頭葉てんかん者では，VEP振幅が有意に高振幅であり，P4潜時は有意に遅延する。③光感受性のない症候性後頭葉てんかん者では，VEP振幅が減弱し，P4とP100の潜時は遅延する。その考察として，①と②の光感受性者のVEP振幅増大は後頭葉皮質ニューロンの同期性亢進を反映するものであり，光感受性のない③の症例に認められる所見は，Farnarierら[41]が報告した同期・賦活化されるニューロンの局在性減少に由来すると述べている[57]。

図2-48は，IPOLEと筆者が診断した症例（9歳，女児）の視覚刺激に対する脳波反応であり，強い光感受性が認められた。図2-49は，IPOLEと診断した他の症例（18歳，女性）に行った水玉と赤の1発刺激に対する脳波反応とVEPを示したものである。各刺激に対する反応はそれぞれ70μV，50μVと高振幅のため，脳波上（左右後頭部）でも識別できる。左右の

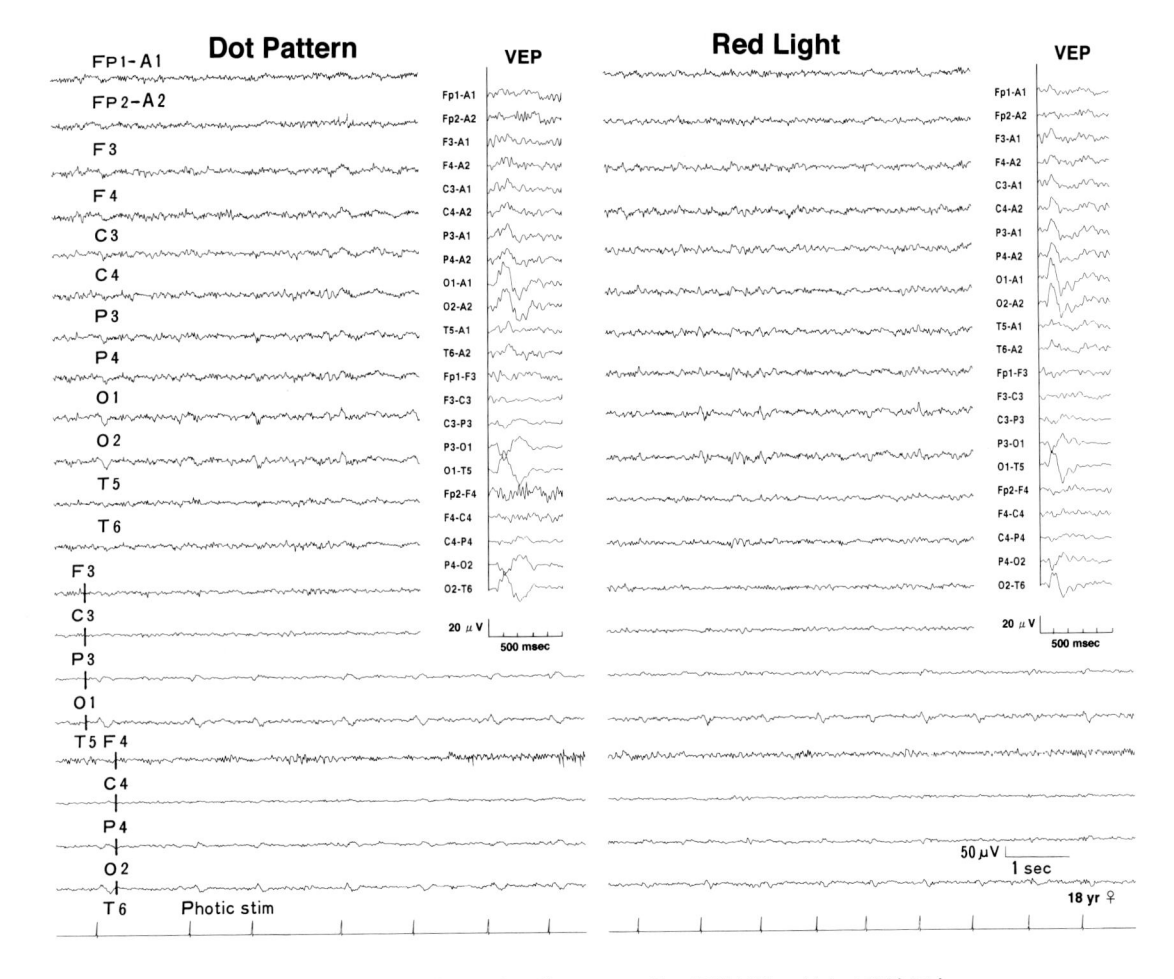

図 2-49　特発性光感受性後頭葉てんかん者の視覚刺激に対する脳波反応
　症例は 18 歳，女性。水玉と赤刺激には正方形型
ストロボフィルターを使用した。

　図の右上に 10 回の反応を平均加算した VEP を示したが，反応波形と後頭部に限局した分布が明確化している。

　さらに Guerrini ら[57]は，特発性と症候性の光感受性てんかんについて，以下の指摘をしている。両群のてんかん者では，パタン反転による VEP の振幅が 60 分ではなく 20 分のチェックにより増大する。30～40 分以上の刺激では顕著に輝度チャンネル（luminance channel）を刺激するのに対し，30 分以下の刺激ではコントラストと空間周波数のデイテクター[24,98]を刺激する。チェックの種類に伴うこの特異的反応性に関してすでに Regan[128]は，60 分以上のチェックは網膜の周辺を刺激するのに対し，それより小さい模様は黄班部を刺激し，広く有線領に投影されることを報告した。

　視覚誘発電位に関しても光駆動反応と同様，図形の中では水玉模様が高振幅反応をもたらす[154]。青木[4]は視覚刺激装置 No.2 を用い，性別をマッチさせた 11～12 歳の健康な学童 36 名と 20～24 歳の健康な成人 40 名を対象に，20 cd/m^2 の色（白，青，赤），模様（水玉，斜縞），

X. 視覚誘発電位

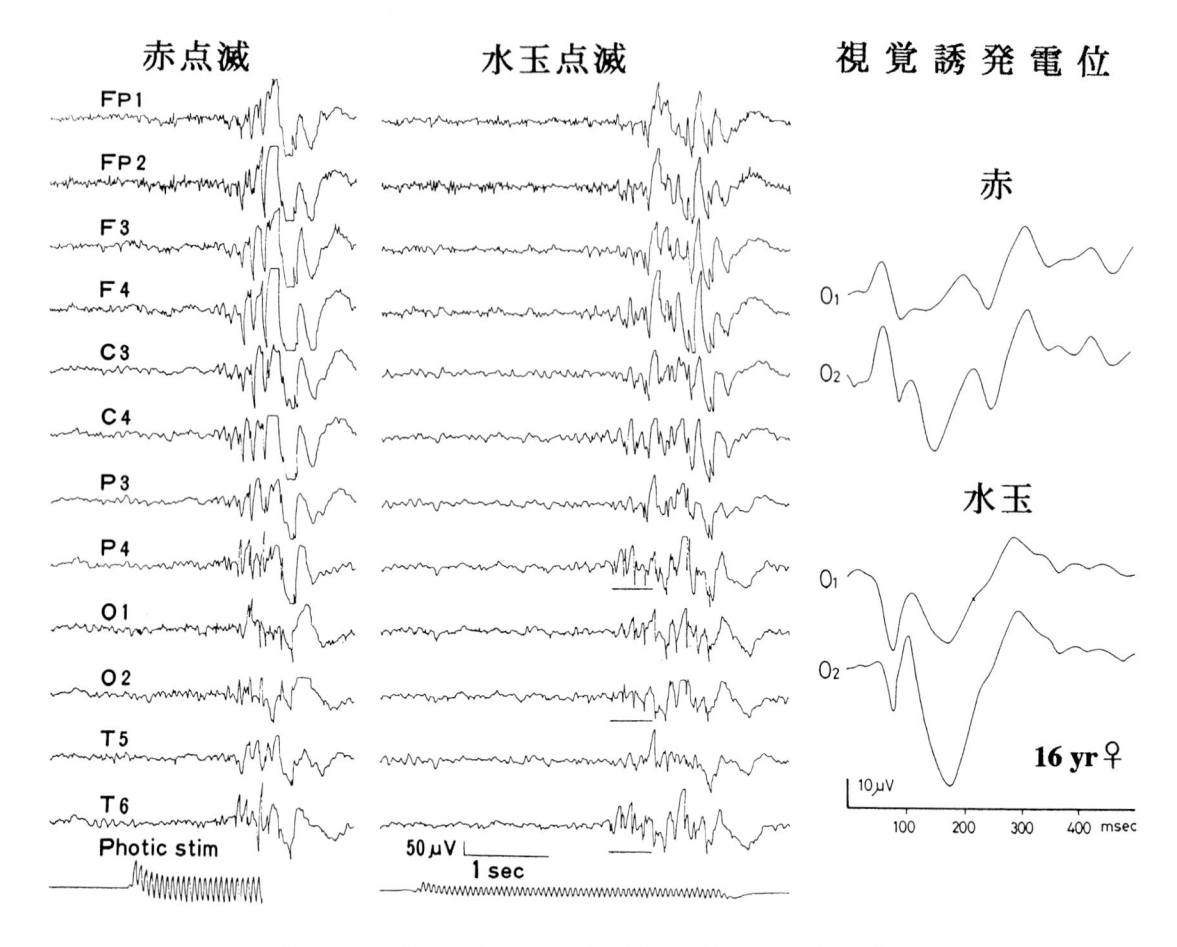

図2-50　覚醒時大発作てんかん者の視覚刺激に対する脳波反応[178]
症例は16歳，女性。視覚刺激には視覚刺激装置No.2を使用した。視覚誘発電位は50回刺激による平均加算。

模様色（水玉と斜縞の地が白と赤）刺激によるVEPを調査した。VEPはいずれも潜時50～70 msecから200～400 msecにかけてV字型（陰－陽－陰，それぞれC_1，C_2，C_3と呼称）の反応が出現し，C_1-C_2振幅を測定した。振幅は白を基準にすると青で減少，赤と図形で増大し，学童群が成人群より1.7～2.4倍の有意に高振幅，男女間の比較でも学童・成人群の両群で女性が有意に高振幅であった。

Harding & Jeavons[59]は，Grass社のストロボにグリッド（碁盤格子）を加えた刺激により，後頭部に棘波を示す症例が増えるという。図形刺激は本来，有線領ニューロンを賦活するものであり[67,68]，それはVEPの振幅を増大させ，後頭部の棘波を誘発すると考えられる。一般に図形に比べ赤によるVEPの振幅は低いが，われわれは青木の成績[4]を基礎にして，図形（水玉）と赤の1発刺激をルーチンの脳波検査に組み入れてきた。図2-50の右は視覚刺激装置No.2を用い，光感受性を伴った覚醒時大発作てんかん者（16歳，女性）から記録されたVEPである。赤点滅で誘発された全般性PPR（図左）は全領野同時生起であるのに対し，水玉点滅で出現したPPR（図中）は後頭部領域

から生起し，ついで全般化している．赤と水玉のVEPを見ると左右後頭部に振幅の非対称があり，水玉の所見でそれが著しい（$O_2>O_1$）．この記録方法は記録部位や基準電極などに関し，閃光刺激やパタン反転刺激によるVEPプロパーの検査[90,117]と異なっており，それらデータとの厳密な比較はできない．しかし一連のルーチン検査として行うため，そのVEPはPPRや光駆動反応の細かな性状を知るのに有用な所見を提供する．

XI. 低輝度視覚刺激により誘発されるPPRと高振幅光駆動反応の発現機序

A. PPR

図2-51は，10～30 cd/m^{2}の低輝度視覚刺激によるPPR賦活に関わるパラメータの中でも大事な，3基本刺激である①点滅，②幾何学図形，③赤と，その組み合わせ刺激である④図形点滅，⑤赤点滅を模式的に示したものである．⑥として図形赤点滅（図形の地が赤の点滅）もあるが，これは複雑かつPPR賦活に劣るため，われわれは分析の対象から除外した．15～18 Hzの閃光刺激は4型のPPRを誘発する最強の点滅と言われ[249]，その周波数帯域は低輝度刺激の場合にも妥当する[234]．幾何学図形に関しては，コントラストが40％以上，空間周波数は1～4 c/degの黒／白の縞模様が突発波を最も誘発し[18,263]，縞模様の反転[59]，直角方向への振動[11]，地の点滅[225]によってその賦活効果は著しく増大する．縞模様の反転，振動，そして点滅の周波数はいずれも10～20 Hz[18,220]が効果的である．長波長（>600 nm）の赤は突発波を誘発し[147,148]，赤点滅は顕著なPPR賦活を示す[151,161,169]．

赤点滅感受性を持つ18例の全ては，図形点滅にも感受性を示したが[227]，これは赤点滅と図形点滅により誘発される全般性PPRの発現に，共通した神経回路が関与することを推測させる．

ここで視覚情報の処理機構に関わる基礎的研究の成果に目を向けてみよう．霊長類の視覚高次機能は形態視と空間視に2大別され[76,113,137,250]，形態視には有線領から後頭葉下面の第2次連合野（18,19野）を経て下側頭回に至る経路（腹側経路），空間視には有線領から，18，19野を経て頭頂葉後部と上側頭回後方に至る経路（背側経路）が重要視されている．この形態視と空間視（動きの認知を含む）を支える神経経路がそれぞれparvocellular system（Parvo系，小細胞系）とmagnocellular system（Magno系，大細胞系）である．近年の研究によると，背側経路には大細胞，小細胞両系の関与が示唆されている[113]．小細胞系のニューロンは網膜の中心部に密に分布していて，色，形に関わる情報を伝達する．猿のV4領野は形と色を持つ形態の知覚中枢であることから，ヒトではそれに相当する舌状回と紡錘状回が色の中枢（color center, color area）として重視されている[2,96,270]．一方，大細胞系のニューロンは網膜に広く分布していて，動きを伴った形（dynamic form）や動きの信号を伝える[270]．この知識を念頭に置いて，われわれのデータを再び点検してみよう．

赤点滅と図形点滅による視野別刺激ではそれぞれ異なる波形のPPRが出現し[202,225]，その所見からわれわれは，赤点滅によるPPRの賦活には小細胞系の関与を推論した[221,225]．一方，

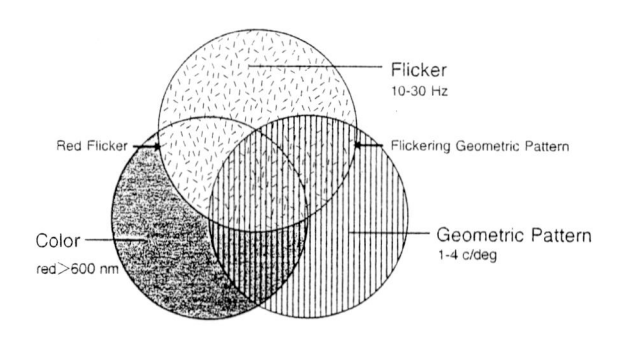

図 2-51　光感受性発作の発症に関わる 3 大刺激要因

パタン反転による知見に関し，Harding & Jeavons[59]は図形感受性と同様，大細胞系との相関を記載している。われわれは同じ解釈が，図形点滅による PPR 賦活にも妥当することを述べた[221,225,227]。赤点滅と小細胞系，図形点滅と大細胞系の組み合わせは，図 2-34 の図式的に示した赤点滅と水玉点滅の中心・周辺刺激による PPR の賦活効果によく符号するように思う。すなわち，赤点滅と細水玉点滅の中心刺激は網膜中心部に分布する小細胞系ニューロンを選択的に刺激するのに対し，粗水玉点滅の周辺刺激は広く分布する大細胞系ニューロンを賦活するためと考えられる。上述した細・粗水玉は，それぞれ空間周波数の高（細かい）・低（粗い）を意味する。赤と図形に点滅が加わると動きを伴う感覚が生じ，それは赤色よりも図形の場合に強く，特に粗水玉点滅の周辺刺激の際に著しいように感じられる。しかし，この問題に関する Harding & Fylan[61]による最新の研究成果を見ると，PPR を全般性と後頭部棘波に 2 分し，前者は小細胞系，後者は大細胞系の関与を示唆している。

ところで，赤点滅と図形点滅の全視野刺激により誘発される全般性 PPR を比較すると，PPR の後頭部から生起する所見は赤点滅より図形点滅の際に多く認められる。一般に，赤点滅は全領野から同時に生起する PPR を誘発し，中心刺激によりその特徴がさらに明確化する[202,222]。したがって，黄斑部の刺激効果が全般性 PPR を誘発する主役を演じているのであろう[202,222]。一方，細水玉点滅の中心刺激も全般性 PPR を誘発するが，粗水玉点滅の特に周辺刺激は明らかに後頭-側頭後部-頭頂部から生起する全般性 PPR を賦活する[202]。したがって，赤点滅と図形点滅に感受性を持つ光感受性てんかん者は，有線領とそれに近接した皮質領域が過剰興奮性の病態にあると思われる。図 2-52 は全般性 PPR の出現様式の模式図である。赤点滅は黄斑部，外側膝状体（LGB）を経て有線領に達し，そこに生じた局在性の興奮性電位は紡錘状回を経て直ちに非特殊投射系（NSDPS）に伝播され，それが全領野に投射して全般性 PPR が誘発されるのであろう。図形点滅による場合はこれとやや異なる。有線領に生じた局在性の興奮性電位は側頭・頭頂葉の皮質性伝播と同時に，非特殊投射系に達し，ついで全般性 PPR が出現するものと考えられる。図形点滅は赤点滅と異なり，中心・周辺刺激が PPR を誘発する[202,231]。視野の中心刺激には有線領の後半，周辺刺激にはその前半部分が反応することから[19]，おもに後半部分を刺激する赤点滅で誘発される PPR と，有線領を広く刺激する図形点滅で誘発される PPR では，波形の相違が生じるのはむしろ当然のことであろう。

なお，網膜から上丘への神経機構は存在するが，色情報は直接この系には伝達されず，この

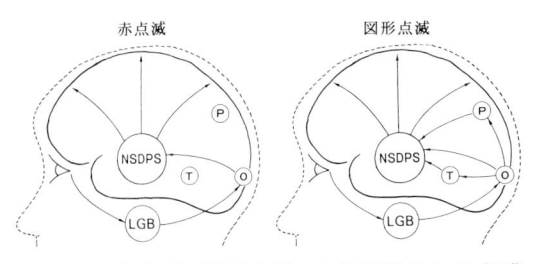

図2-52 赤点滅と図形点滅により誘発される光感受性発作の発症メカニズム[202]

投射系からPPRの全般化は考えにくい[245]。

図2-51のように，点滅はPPRを誘発するパラメータの基本要素であり，図形や赤と同様，点滅の脳内における情報処理機構についてわれわれは思いを巡らしてきた。以下に述べる論拠は，2例の光感受性てんかん者から得た所見である。図2-40の左は，白点滅により誘発された全般性PPRであり，左右の後頭部から生起して全般化している。これは明らかに後頭葉，おそらく有線領における過剰興奮性の病態を示唆する貴重な所見である。一般に，低輝度の赤点滅や図形点滅に感受性を示しても，同じ低輝度の白点滅でPPRが誘発されることは希有である。そこで図形と色を除外し，同輝度（20 cd/m²）と同周波数（18 Hz）による白点滅の中心・周辺刺激を行った。中心刺激は無効なのに対し，周辺刺激は図2-40左のような後頭部の局在性PPRを誘発した。これは有線領の後半ではなく，前半部分に上述した病態があることを示唆し，該部が点滅の情報処理機構に直接的な関わりを持つ領野である可能性を類推させる。本症例は静止図形，図形点滅，赤点滅に感受性を示したが，同じ病態を持つ他の1例[104,209]でも同一の所見が認められた。

低輝度刺激によるPPR発現の分析を進めると，有線領，舌状回，紡錘状回，その近接領域の重要性がさらに理解できるように思われる。光感受性者におけるこれら領域の病態の程度や広がりの相違に応じて，視覚刺激に対する異なったPPRが誘発されるのであろう。

一方，3層（頭皮，頭蓋骨，脳組織）頭部モデル双極子追跡法[66]を用い，Yasudaら[269]は2例の光感受性てんかん者における20 Hzの赤点滅で誘発された全般性PPRの脳内電源について調査した。赤点滅には正方形型ストロボフィルターが使用されている。推定された電源部位は外側膝状体であり，該部が赤点滅で誘発される全般性PPRの責任領野であることを報告した。同手技を使い，石井ら[75]は複雑部分発作と全般性PPRのある2例の光感受性てんかん者を調査した。PPRは20 Hzの水玉点滅で誘発され，検査には正方形型ストロボフィルターが用いられた。症例1のPPRは先行する左後頭部の鋭波，全般性徐波，全般性棘波の3成分から，症例2のそれは先行する左側頭後部の棘波，全般性棘波から構成されている。推定された電源部位は症例1の先行鋭波が左後頭葉外側，引き続く全般性徐波は側頭葉内側に位置し，症例2の先行棘波は左側頭葉の後内側面に位置していた。

これまで紹介した研究成果は，いずれも以下の見解をおおむね支持するものと考える：ヒトの「光感受性」は，視覚領から生起する反射てんかんの一種であり，きわめて全般化しやすい特徴がある[18,57]。そしてこの理解は同時に，光感受性発作の発現に後頭葉をとくに重視する見解[5,55,110,131,156]を支持することでもあろう。

B. 高振幅光駆動反応

われわれは29例のてんかん者を対象に，名札型ストロボの前にさまざまな模様が印刷されたプラスチック製フィルターを挿入し，5 Hzの図形点滅による高振幅（>50 μV）光駆動反応の賦活効果について調査した[253]。縞模様

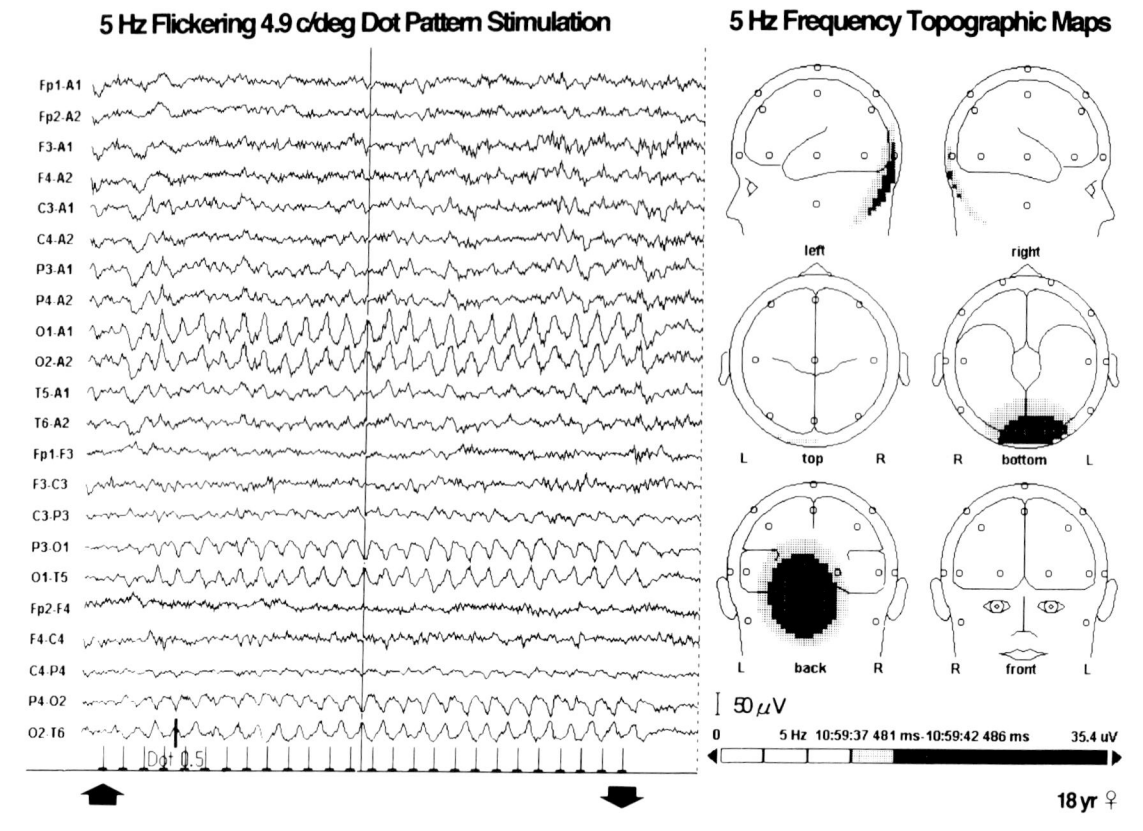

図2-53 特発性光感受性後頭葉てんかん者に認められた高振幅光駆動反応
　症例は18歳，女性（図2-49の症例と同一）。水玉点滅には正方形型ストロボフィルターを使用した。

(1.5-3 c/deg) の点滅ではそれが1例だったのに対し，水玉とチェックの点滅では合わせて12例に高振幅反応が誘発された。その機序としてわれわれは，複雑な図形の情報処理に関わる有線領のニューロン—超複雑型細胞（hyper-complex cell）[68]—の関与を想定し，それが上述の図形点滅によって同期化し，増強された反応として出現することを推測した。

水玉点滅による高振幅の光駆動反応は既述したように，てんかん者だけでなく，健康な若年者や高齢者にも出現するいわば非特異的所見である。光感受性てんかん者に限って見ると，赤点滅により全領野同時生起のPPRを呈する症例，あるいは図形点滅により全般性PPRが誘発されても，後頭部生起の不明な症例では高振幅反応例が認め難い。それに対し，光感受性後頭葉てんかん，特にIPOLEにはそれが出現する。図2-53は，IPOLEの1例で記録された5Hzの水玉点滅に対する脳波反応と分析結果である。4.9 c/deg（直径0.5 mm）の細水玉点滅により，80 μVに及ぶ高振幅の光駆動反応が誘発された。興味深い点は，細-粗水玉点滅により同様の所見が認められたことである。さらに，IPOLEの症例は図2-49に示したように，水玉の1発刺激にも感受性を示す。

Porciatti ら[126]は11例の特発性光感受性て

んかん者のVEPの調査から，新たな知見を提供した．正弦曲線様の縞模様をコントラストと周波数（4〜10 Hz）を変えながら刺激し，それに対するVEPの振幅と潜時を分析すると，色（同輝度の赤−緑）ではなく，輝度のコントラスト（黒−白）変化に著しい異常が認められた．このことから光感受性者では，コントラストの高い，やや低頻度の図形刺激（パタン反転や図形点滅など）に対し，コントラストの増大に対応する調節機構（contrast gain control）が視覚領で欠如，ないし著しく障害されていることを指摘した．この研究は，特に図形点滅によるPPRの発現だけでなく，光感受性者に出現する高振幅光駆動反応などの理解に益することが大きい．

XII. 閃光刺激法と円形型ストロボフィルター法の比較

反射てんかんに関する福山幸夫教授の総説[44]を見ると，「テレビてんかん」のLivingstonによる最初の記載[93]以来，欧米，そしてわが国からテレビてんかんに関する症例報告が相次いだ．その後，テレビゲーム発作が注目され，1997年12月，同時多発した「ポケモン発作」は，映像による光感受性発作を象徴する大事件であった[226]．テレビ登場前の状況は一変し，現在における光感受性発作の誘因は，大半が映像起因と言っても過言ではない．したがって今後，問題映像についてはひとつひとつ誘因を明らかにし，それを考慮した視覚刺激による脳波検査が必要になるであろう．ポケモン発作については原因が解明され[226,267]，それは光感受性てんかんの中の色感受性発作に位置づけられている[246]．このような現況を踏まえ，現在，最も一般的である閃光刺激法と，円形型ストロボフィルター法の両者を比較・考察する．

通常の方法はストロボを用いた閃光刺激法である．これはWalterら[257]により創始され，共通した手技として現在まで広く継承されてきた．しかしその実状を見ると，検査室によって異なる方法が採用されており，得られたデータの比較は困難を伴うことが多い．ヨーロッパでは電子ゲーム誘発発作の原因解明のため国際共同研究班を結成したが[83]，その当初に閃光刺激法の標準化を立案した[84]．それを見ると，手技上の統一化は計られていても，従来の方法がそのまま踏襲されており，図形や色（赤）の要素は除外されたままである．円形型ストロボフィルター法の利点は既述したので省略するが，映像に起因する光感受性発作の脳波診断には，閃光刺激法よりも円形型の方が威力を発揮する[226,230]．Tobimatsuら[246]は光感受性発作を誘発する4大要因として，①光感受性（photosensitivity），②図形感受性（pattern sensitivity），③色感受性（chromatic sensitivity），④刺激周波数（stimulus frequency）を挙げた．①と④はそれぞれ閃光刺激と点滅に対する感受性を指しており，①は輝度感受性（monochromatic sensitivity；high-luminance sensitivity）を意味するように理解される[245]．円形型は低輝度刺激のため，高輝度感受性のチェックはできない．しかし臨床検査の特性を考慮して，円形型は光感受性てんかんの脳波診断にきわめて有用な方法であり，得られた所見を神経生理の知見と照合して考えられる何よりのメリットがある．

われわれの研究から，高輝度感受性のみが強く，円形型ストロボフィルターが奏効しない例

外的な光感受性者の存在は否定できない。しかも発作が明らかに視覚誘発性であり，厳密な検査を要する症例であれば，従来の閃光刺激賦活は欠かせないであろう。

　ストロボフィルター法について付言すると，ポケモン事件の直後，日本脳波・筋電図学会の光感受性発作に関する委員会は，視覚刺激による脳波検査法に関し，全国的なアンケート調査を行った[229]。その結果，赤点滅と図形点滅がそれぞれ31・22施設で実施されており，その方法には名札型ストロボフィルターが最も多く用いられ，22施設で使用されていることが判明した。

3章　眼球運動

　再び反射てんかんに関する福山教授の総説[44]を見ることにしよう。閉眼で誘発されるてんかん（seizures on closing the eyes）の項で，Robinson[134]，Crighel[30]，Gastaut & Tassinari[49]，Green[54]，Tieber[244]の論文が紹介されてある。15歳の少女[134]は閉眼と眼球圧迫によって発作が誘発され，視覚刺激と眼圧上昇が発作の誘因と考えられた。てんかん児および行動異常児[30]では初回の閉眼により3～4 Hzの高振幅徐波が後頭部に誘発されたが，2回目以降の閉眼ではそれが減弱・消失している。閉眼で発作と全般性突発波が誘発された2例は[49]，いずれも全般性PPRを伴っていた。暗室で行った閉眼で発作が誘発された4例は[54]，検査者が指で閉眼を阻止しても，閉眼の意志や努力だけでも発作が起こっている。閉眼により突発波が誘発された3例（12歳と14歳の兄弟，および8歳の義妹）[244]では，随意・不随意閉眼，検査者の閉眼阻止によっても3.5 Hzの棘・徐波複合が誘発され，開眼により消失している。このレビューから，閉眼で誘発されるてんかんの発現にはさまざまな要因の関与が窺われる。さらに福山[44]は，Shanzerら[142]が報告した眼球偏位性てんかん（seizures induced by eye deviation）の1例について詳しく紹介した。したがって，本章では閉眼や眼球偏位だけでなく，眼球運動を以下の項目に分け，その後の研究成果について紹介する。

I．閉・開眼

　On・Off賦活[149]により合わせて22例に突発波が誘発されたが，その内訳を見るとそれぞれ32%と95%であり，Off賦活が有意に高率である。On・Off賦活はそれぞれ開眼・閉眼と同時に光On・Offを行うため，運動要因と光が加わった混合刺激による賦活法である。しかしこのデータは，突発波の賦活効果は閉眼>開眼を示唆する。これら症例はまた，PPRを高率に有していた。Newmark & Penryの論評[112]を見ても，閉眼で突発波が誘発された13例のてんかん者中，8例にPPRが出現している。類似の成績はKohnoら[88]，Gobbiら[51]によっても示され，症例報告も重ねられてきた[69,73,86,247]。
　図2-12はOff賦活により誘発された全般性突発波であるが，暗室における閉眼によっても同様な所見が認められた[225]。図3-1の右は，光感受性てんかん者（左と中の図を参照）[156]における暗室での閉眼によって誘発された突発波である。われわれは，暗室における眼球運動の脳波検査を472例のてんかん者で施行した[158]。閉眼そして開眼に引き続いて，上方－前方－下方－前方－右方－前方－左方－前方の眼球運動をいずれも5秒間ずつ繰り返す。この一連の眼球運動により，計76例（16%）に突発波が誘発され，うち65例（86%）は閉眼，26例（34%）は開眼によるものであった。この76例中，45例（59%）は視覚刺激装置No.2の刺激によりPPRが誘発された。

Harding & Jeavons[59]は安静時や過呼吸により棘・徐波複合や棘波が出現した253例中，90例（36%）は閉眼直後に突発波を呈したが，完全暗室ではそれが認め難かったという。暗室での検査には閉眼は強く，しかも閉眼した状態を比較的長く（約5秒）持続することが肝要であり，その成否により得られるデータは異なるように思われる。

II．眼球偏位

Shanzerら[142]が報告した症例は，右方と上方の凝視に加え，強く長い閉眼によって発作が誘発されている。筆者が報告した1てんかん者（22歳，男性）[155]は光感受性がなく，右方と左方の眼球偏位に加え，眼球偏位からの前方視によって右前頭-中心部から生起する全般性突発波が誘発され，右方偏位が最も効果的であった。

次に，Iで述べた76例の上下，側方，前方の眼球運動による効果を点検してみよう。76例中13例は検査が適正に行えなかったため，突発波の賦活効果は残り63例に関する成績であり，上方：19例；下方：24例；右方：22例；左方：24例；前方：36例に突発波が誘発された。上下左右の眼球偏位はほぼ同率なのに対し，前方視はやや高率であるが，これは4方向からの前方視効果が全て含まれているためと考えられる。このデータを見る限り，眼球偏位による突発波の賦活は決してまれな現象とは思われない。

III．その他

光感受性てんかん者の1例（18歳，男性）[225]は，閉眼だけでなく，検査者による受動的開眼と軽度の眼球圧迫によって，いずれも類似した全般性突発波が誘発されたが，その発現機序として眼筋から脳幹に至る自己固有反射の異常[142]が推定される。Vignaendra & Lim[255]は輻湊（eye convergence）により右後頭部優位の突発波と発作が誘発された1てんかん者を報告した。彼らはそのメカニズムとして，①輻湊に伴う内直筋からの自己固有反射性インパルスが動眼神経核に達し，さらに大脳皮質へ投射する経路，②輻湊の高位中枢が後頭-頭頂葉皮質に存在する，との2つの可能性を挙げ，②を重視した。近くの物体を注視すると眼球の輻湊と調節が起こり，瞳孔は縮小する。これらは近見反応（near-vision reaction）と呼ばれ，それで頭頂部優位のθ波が誘発された1てんかん者をわれわれは報告し，②の見解を支持した[167]。

IV．閉・開眼と眼球偏位によって誘発される突発波の特徴

これら眼球運動により誘発される突発波の波形をPPRに比較すると，図3-1のように歴然とした相違があり，PPRは全領野同時ないし後頭部から生起するのに対し，眼球運動では一般に前頭部から生起する。次に，この波形上の相違について，多数例について分析を行っ

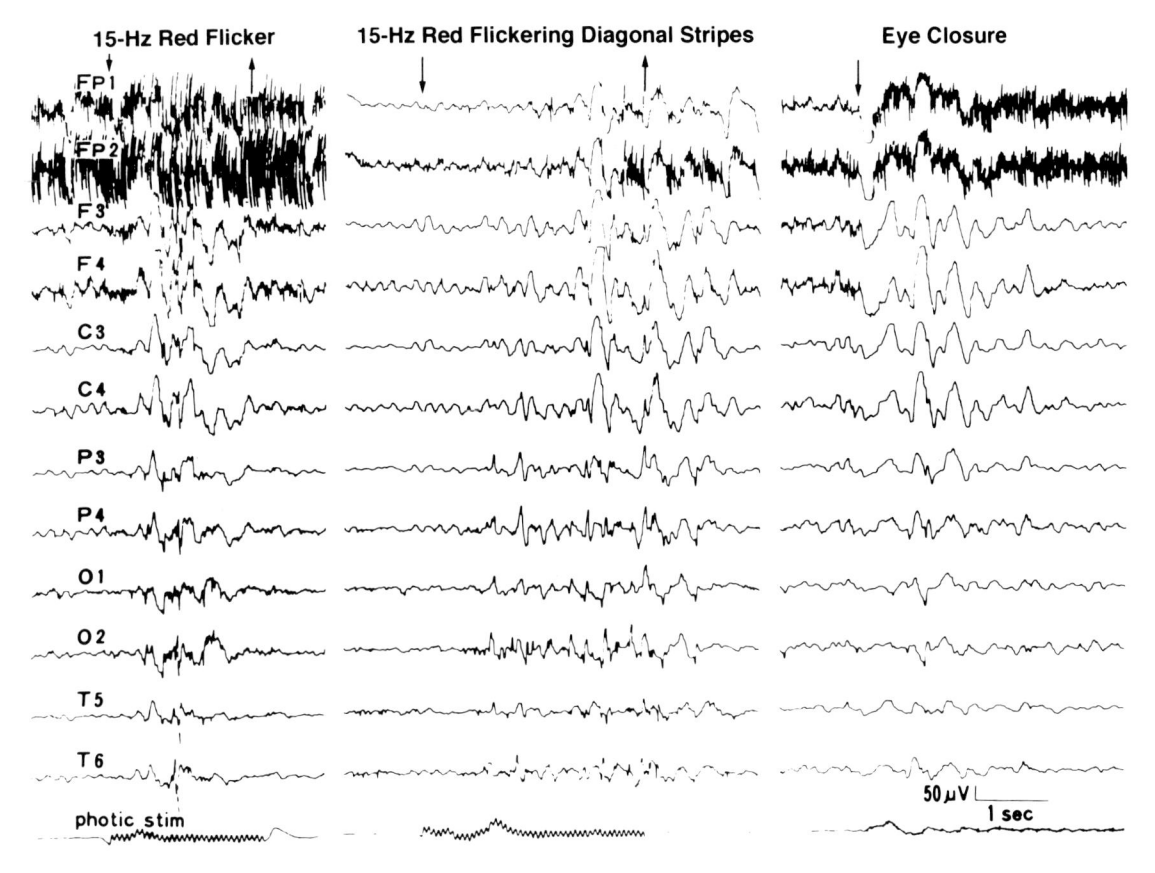

図3-1 赤点滅と斜縞赤点滅により誘発されたPPRと，閉眼により誘発された突発波の波形の相違[156]

症例は光感受性てんかん者（23歳，男性）。赤点滅と斜縞赤点滅には視覚刺激装置No.2を使用し，閉眼は暗室で施行した。

た[156]。対象は27例のてんかん者と3例の頭部外傷後遺症患者，計30例（年齢：5-39歳；平均年齢：17.8歳）である。赤点滅感受性の30例中22例（73%）は全領野同時生起のPPR（G-type）に対し，図形点滅感受性の30例中28例（93%）は後頭部生起のPPR（P-type）であった。30例中11例（37%）が眼球運動に感受性を示し，うち10例は前頭部から生起する全般性突発波（A-type），他の1例は右前頭部の焦点性突発波（F-type）であった。なお，眼球運動の個々の要因（閉・開眼，左右上下の眼球偏位と前方視）で誘発される同一個人の突発波はいずれも類似しており，細分した賦活効果を示すのではなく，眼球運動と一括した。

さらに症例を増やし，PPRと眼球運動（閉・開眼のみ暗室で施行）による突発波の生起部位を子細に検討した[171]。115例の赤点滅によるPPRはP-type：64%；A-type：14%；G-type：13%；後頭部のF-type：10%であり，110例の図形点滅によるPPRはP-type：92%；後頭部のF-type：8%であった。それに対し，97例の眼球運動による突発波はA-type：67%；P-type：14%；後頭部のF-type：11%；前頭部のF-type：9%；G

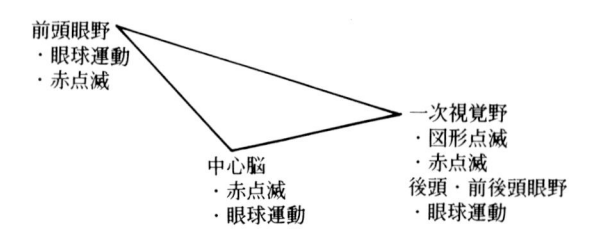

図3-2 視覚刺激により誘発されるPPRと，眼球運動により誘発される突発波の誘発メカニズム─推測される大脳領域との相関─

-type：2％であり，前頭部生起が突出していた（図2-19参照）。この成績を図式的に示したのが図3-2である。

上述した成績から，眼球運動による突発波の発現機序はPPRのそれと異なり，A-typeは過剰興奮性を帯びた前頭葉皮質，おそらく前頭眼野（frontal eye field）[31]，そしてP-typeと後頭部のF-typeには後頭眼野（occipital eye field）[31]と前後頭眼野（preoccipital eye field）[31]の関与を推測した。

閉眼による突発波の誘発に関する従来の報告[18]を見ても，波形の前頭部における優位性の記載はない。特に閉眼や上下左右の眼球偏位はかなり意図的に行う行為であり，強化された課題の遂行がより強く前頭葉を賦活した結果，上述の所見をもたらした可能性も考えられよう。この推測は，検査者の閉眼阻止によっても突発波が出現した所見[54,244]の説明に，役立つように考える。光感受性てんかんの一部に，良性成人型家族性ミオクローヌスてんかん（BAFME）[104,118,243]も含まれるが，かかるてんかん者は眼球運動賦活にしばしば鋭敏に反応し，その背景に自己固有反射の異常が存在するように思われる。さらに，BAFMEには巨大体性感覚誘発電位[118,173]も認められ，皮質感覚野の過剰興奮は眼球運動による突発波の発現にも関わりがあるものと推測される。このように，眼球運動と突発波に関しては，なお未解決な研究課題が残されている[51,73]。

V．「眼性てんかん」について

筆者には光感受性てんかんを論じる際，PPRと眼球運動により誘発される突発波は臨床上，密接不可分な脳波指標と考えられた[159,163,172,174]。しかし視覚情報処理の専門書[113]を見ても，視覚と眼球運動に関しては峻別した記載がなされており，相互的な機能についての記載は乏しい。光感受性てんかんの研究に着手して累積された7年間のデータ[159]を見直すと，PPRは134症例に出現し，121例（90％）はてんかん者，残り13例は3例の健康人を含むその他症例である。これに対し，眼球運動による突発波は77症例に認められ，うち76例（99％）はてんかん者であった。いずれもてんかん者に高率に出現することは明らかである。そこで対象をてんかん者に限り，①視覚感覚型：PPRのみを持つ45例；②眼球運動型：眼球運動による突発波のみを持つ31例；③混合型：両脳波異常を持つ45例，の3群に分け，それを一括して仮に眼性てんかん（neuro-ophthalmic epilepsy）と呼び，3群間の臨床・脳波所見について比較した[159]。ふり返ると，眼性てんかんの提唱は名称を含め，大胆過ぎたように思われるが，3群の比較・分析で得た若干の貴重な成績について，以下，説明を加えたい。

眼性てんかんと診断された計121例は，同じ脳波検査を受けた全てんかん者（472例）の26％を占めていた。年齢分布のピークは視覚感覚型と混合型が10～15歳なのに対し，運動型は15～20歳であった。病因として視覚感覚型

では素因，眼球運動型と混合型では外因が推測された。特に眼球運動型では頭部外傷の既往，混合型では「ミオクローヌスてんかん」などの基礎疾患を持つ症例が目立った。図3-2はPPRと眼球運動による突発波の発現メカニズムを模式的に示したものである。眼球運動の場合，突発波はしばしば全般性であることから，PPRと同様，「中心脳」は重要な役割を演じているのであろう。発作の誘因に関しては，視覚感覚型と混合型では視覚刺激が半数を占めているのに対し，眼球運動型では目立った誘因がない。閉眼や眼球偏位がもし誘因になっていても，眼球運動を視覚刺激のように誘因として自覚できない可能性が推測される。身体・神経症状は混合型＞視覚感覚型＞眼球運動型の順に多い。「ミオクローヌスてんかん」を多く含む混合型には手指・眼瞼振戦，時に小脳失調を認めた。頻発する瞬きがあり，それが閉眼により増強され，同時に欠神発作を伴う症例が視覚感覚型に5例，混合型に10例あったが，それはおそらく eyelid myoclonia with absences[80] と診断される症例であったと推測する。頭痛，めまい，立ちくらみ，冷汗などを訴えた10例がいずれも視覚感覚型であったのは興味深い。精神症状に関する臨床的印象は，視覚感覚型では特記する異常がない。しかし，眼球運動型と混合型では知的・行動面での問題に時に遭遇することがあった。そこで①視覚感覚型：23例；②眼球運動型：12例；③混合型：28例を無作為に抽出してIQ検査を施行したところ，1は99.2と正常，2と3の平均値は76.2と低く，両群間に有意の相違が認められた。

成人の光感受性てんかん者が比較的多い現在の臨床経験から上述のデータを見直すと，眼球運動による賦活効果がやや高率である。これは研究当初の対象に，若年者がかなり多く含まれていたこと，そして当時，バルプロ酸ナトリウムによる治療があまり普及していなかったことが，その理由として挙げられよう。後者に関しては，バルプロ酸ナトリウムによる脳波上の抑制効果が，PPR＜眼球運動による突発波，のため，当該薬の治療例が多い現況では，PPRに比べ眼球運動による突発波が目立たなくなったように推測される。

4章　PPRと臨床相関

I．閃光刺激によるPPRの健康人における出現頻度

1～15歳の健康な子供673人（男：284人；女：389人）に関するEeg-Olofssonら調査[38]では，その8.9%（男：15人；女：39人）にPPRが出現し，最年少は3歳であった。1～16歳の健康な子供662人に関するDooseら[37]の調査では，PPRの出現率が7.6%であり，女子＞男子という結果であった。近年の報告を見ると，健康な成人48例[78]，さらに無症候の成人男性100人（18～45歳；平均年齢：34歳）[77]に関する調査では，PPRが皆無という結果である。

II．光感受性てんかんについて

光感受性発作を複数回くり返し，医療の対象になる光感受性てんかん者の有病率は，4,000人に1人とされ[13]，その頻度は全てんかん者の約5%である[14]。発作は視覚刺激で引き起こされるのを特徴とするが，時に自発性のこともある。診断には視覚刺激による誘発発作であること，そしてPPRの確認が大前提になる。英国貿易産業省の統計調査を見ると，初めて光感受性発作を起こす年間の症例数は10万人に1.1人であるが，7～19歳の年齢層に限定すると，10万人に5.7人の割合に高まっている[271]。つまり，光感受性てんかんは12～14歳の年齢をピークに認められ，さらに患者の2/3が女性であり，女性に多い特徴がある[17,18,59,214,218]。

III．視覚刺激により誘発されたPPRと臨床相関

図4-1は，視覚刺激装置SLS-5100の視覚刺激によりPPRが誘発された191例を4群に分け，個々の刺激効果を比較したものである[172,178]。PPRを持つてんかん者は合わせて164例であるが，①テレビ視聴中など，視覚刺激によって発作が誘発された光感受性てんかん者が59例（36%），②明確な視覚性誘因のない非光感受性てんかん者105例（64%），③非てんかん者16例，④PPRを持つ症例の健康な同胞11例の順である。

①・②群を比較すると，静止図形，図形点滅，眼球運動による突発波の賦活効果は有意に①＞②に高率である。①・②群に最も高率であった赤点滅によるPPRに関しては両者間で有意差はなく，④群に眼球運動による突発波の賦活効果がないのも興味深い。従来，閃光刺激によるPPRを指標にした①・②群の鑑別には，Topalkaraら[249]が指摘したように，Waltzら[259]がPPRを1-4型に分類した中の4型（全般性棘・徐波）を対象とし，しかもそれが自己持続

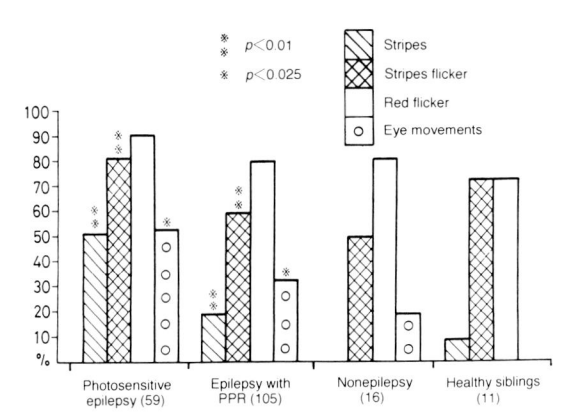

図4-1 視覚刺激装置SLS-5100によりPPRが誘発された191例の内訳[172]

性 (self-sustained)[130]か否かを問題視すべきであるいう。つまり，1群は2群に比べ，自己持続性を持つ4型PPRが高率に認められるという主張である。

Waltzらの分類を補足すると，
1型：後頭部の律動の中に棘波が混入
2型：2相性徐波を伴う頭頂・後頭部棘波
3型：2相性徐波を伴う頭頂・後頭部棘波が前頭部まで広がりを示すPPRであり，自己持続性とは光刺激が中止された後にも刺激に一致してPPRは終止せず，多少とも尾をひいて出現する所見である[117,130]。

図4-1の所見にTopalkaraら[249]の主張を加味したPPRの分析は，光感受性てんかんに関する脳波診断の精度を一層高めるに違いない。

5章　PPRと素因

　Waltzらの報告[259]によれば，てんかん発端者とその同胞例における4型PPRの出現率は対照群に比べ高率であり，PPRは素因性の可能性を示唆する。

　視覚刺激装置No.2を用い，赤点滅と図形点滅により全般性PPRが誘発された症例から17症例（男性：4例；女性：13例；平均年齢15.1歳）を無作為に選び，その同胞21例（うち4例は2組みの1卵性双生児；男性：11例；女性：10例；平均年齢：11.4歳）について，われわれは脳波検査を行った[157]。17症例の内訳は，16例がてんかん者（進行性ミオクローヌスてんかん者は除外），1例が感情障害者である。対照として，小学6年の健康な生徒37人（男性：18人；女性：19人；平均年齢：11.7歳）を選び，検査した。17症例では赤点滅と図形点滅により全般性PPRがそれぞれ14例に誘発された。21同胞例では5例（23.8％）に全般性PPRが出現し，赤点滅と図形点滅によるものが4例ずつであったが，いずれの波形も同胞てんかん者に酷似していた。37例の対照群にPPRは出現せず，上述した21同胞例中5例のPPRは有意な所見と考えられる。

　次に，17症例と21同胞例の既往歴について調べたが，前者では5例（29％），後者では1例（5％）に後述のような問題視すべき所見があり，それが前者では有意に高率であった。すなわち，17症例では頭部外傷2例，生下時の脳障害1例，自家中毒1例，幼少時の栄養不良1例が認められたのに対し，21同胞例では生下時の脳障害1例に過ぎなかった。

　上述したデータは，光感受性てんかんの病因として素因を重視したDooseら[36]，Waltzら[259]の研究をさらに支持するものであろう。一方，「外因性PPR」はまれな事例として報告されている[225]。21同胞例より17症例に問題視すべき既往歴の多い点は，素因に加え外因の関与を無視できないように思われる。

　一方，PPRに関してこれまでの資料を見直すと，1型と2型のPPRは外因との相関が高く，それが後頭部に左右差を持って出現した場合，その可能性はより濃厚と考えられる。

6章　PPRを伴うてんかん者とてんかん分類（1985, 1989）

　Wolf & Gooses[266]は光感受性とてんかん症候群の関係について，1044症例を対象にビデオ・脳波記録による調査を施行した。対象の内訳は①てんかん性突発波のない596症例，②てんかん性突発波を伴った非光感受性の345症例，③光感受性の103症例であり，この3群を，てんかんとてんかん症候群の国際分類（1985 ICEEC)[27]に則って分類・比較した。その結果，光感受性は全般てんかん（小児欠神てんかん，若年ミオクロニーてんかん，覚醒時大発作てんかん）との相関が予想以上に高く，若年ミオクロニーてんかんが最も高い相関を示した。

　われわれは同様の調査を，以下の3施設で行った。

I．東北大学医学部付属病院精神科

　松岡ら[100]は1985 ICEESを適用し，341例のてんかん者について調査したが，表6-1はその結果である。視覚刺激装置SLS-5100を用いた赤点滅と図形点滅により誘発されたPPRは，61例（18%）に認められた。てんかん者におけるこのPPR出現率は，Binnie & Jeavons[14]

表6-1　東北大精神科てんかん症例（341例）とてんかん症候群分類（1985)[187]

1985 ICEES			Cases	PPR (%)
1. Localization-epilepsies			178	4 (2)
	1.1.	Idiopathic, with age-related onset	9	1 (11)
		Benign childfood epilepsy with centrotemporal spike	9	1 (11)
	1.2.	Symptomatic	169	3 (2)
		Temporal lobe epilepsy	106	0 (0)
		Other focal epilepsies	63	3 (5)
2. Generalized epilepsies			134	55 (41)
	2.1.	Idiopathic, with age related onset	88	45 (51)
		Chidhood absence epilepsy	14	8 (57)
		Juvenile absence epilepsy	41	16 (39)
		Juvenile myoclonic epilepsy	31	11 (36)
		Epilepsy with grand mal seizures on awakening	53	24 (45)
	2.2.	Idiopathic and/or symptomatic	10	1 (10)
	2.3.	Symptomatic	36	9 (25)
		2.3.1. Nonspecific etiology	30	3 (10)
		2.3.2. Specific syndromes	6	6 (100)
3. Epilepsies and syndromes undetermined as to whether they are focal or generalized			29	2 (7)
			341	61 (18)

が報告した5％より3.6倍の高率である。さらにこの61例中，45例（74％）が特発性全般てんかん者である。特発性全般てんかん88例におけるPPR出現率は51％であり，これもBinnie & Jeavons[14]が示した25％より高率である。これとは対照的に，局在関連性てんかんでは2％，焦点性か全般性か決定できないてんかんおよび症候群では7％の低率である。

II. 仙台市立病院精神科

1980～1993年の13年間に，PPRを伴ったてんかん者を筆者は計62例（男性：17例；女性：45例；平均年齢：19.2±9.2歳）経験した。表6-2に，それを1989年のてんかん症候群分類[28]に基づき分類した結果を示す。視覚刺激装置SLS-5100を用い，赤点滅と図形点滅により誘発されたPPRを伴う62例中，44例（71％）は全般てんかんで高率を占め，局在関連性てんかんは9例（15％）に過ぎない。光感受性発作は20例（32％）にあったが，視覚刺激によってのみ発作が誘発される純粋光感受性てんかん（pure photosensitive epilepsy）[14,218]はない。

表6-2 仙台市立病院精神科と八乙女クリニックにおけるPPRを伴ったてんかん者とてんかん症候群分類（1989）

てんかん症候群分類（1989）	仙台市立病院精神科	八乙女クリニック
1. 局在関連性てんかん		
1.1 特発性		
中心・側頭部に棘波をもつ良性小児てんかん		6（ 8％）
1.2 症候性		
側頭葉てんかん	5（ 8％）	1（ 1％）
前頭葉てんかん	1（ 2％）	
後頭葉てんかん	3（ 5％）	7（10％）
1.3 潜因性		2（ 3％）
2. 全般性てんかん		
2.1 特発性		
小児欠神てんかん	7（11％）	5（ 7％）
若年欠神てんかん	1（ 2％）	
若年ミオクロニーてんかん	16（26％）	5（ 7％）
覚醒時大発作てんかん	20（32％）	19（25％）
光感受性てんかん		17（23％）
2.2 潜因性		
2.3 症候性		
2.3.1 非特異病因		
2.3.2 特異症候群		
進行性ミオクローヌスてんかん	3（ 5％）	
良性成人家族性ミオクロニーてんかん	1（ 2％）	2（ 3％）
3. 焦点性か全般性か決定できないてんかん		
4. 特殊症候群		
4.1 状況関連性発作		
熱性けいれん	5（ 8％）	2（ 3％）
分類不能		7（11％）
計	62（100％）	73（100％）

この 20 例中，テレビ視聴による光感受性発作は 15 例（75%）に認められた。

III. 八乙女クリニック

筆者は 1993〜2001 年の 8 年間に，PPR を伴ったてんかん者 73 例（男性：19 例；女性：54 例；年齢：19.7±8.8 歳）を診察した。PPR の賦活には，いずれも正方形型ストロボフィルター（低輝度）を使用した。てんかん症候群分類[28]による分類結果（表 6-2）を見ると，覚醒時大発作てんかんの 19 例（25%）に次いで，光感受性てんかんが 17 例（23%）と多い。後者について付言すると，この群には単発の光感受性発作があった 4 症例が含まれている。また，分類不能が 7 例（10%）あり，うち 2 例は既述した特発性光感受性後頭葉てんかん（IPOLE）[56]が考えられた。頭痛に加えちらつき感，めまい，失神，車酔いなどを主訴とした 7 例中 5 例は，そのいずれとも峻別できない片頭痛−てんかん症候群（migraine-epilepsy syndrome）[122]と思われた。

光感受性てんかん 17 症例の誘因を見ると，テレビ：11 例（65%），テレビゲーム：9 例（53%），パソコン：2 例（18%）の順であり，映像に起因する発作の多いのが目立つ。まれな例としてエスカレーターの縦縞：2 例，網棚の

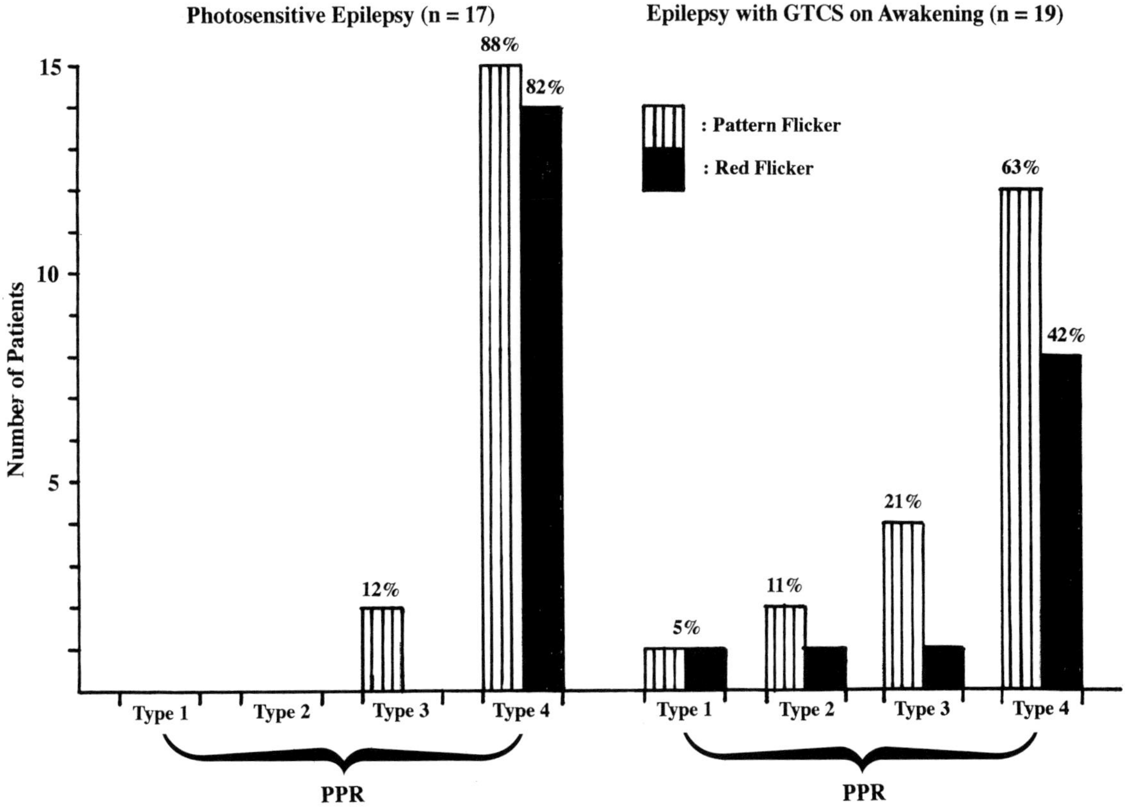

図 6-1 光感受性てんかん者と覚醒時大発作てんかん者に出現した PPR の類型別比較
1-4 型 PPR の分類は，Waltz らの分類[259]に従った。

模様：1例，パチンコ：1例，日光：1例，夕日：1例，閃光：1例がある。

　図6-1は，光感受性てんかん17例の図形点滅と赤点滅で誘発されたPPRを，覚醒時大発作てんかん19例のそれと比較したものである。前者では4型PPRでほぼ占められるのに対し，後者では4型に加え，1-3型も若干例ずつ認められた。次に両群の4型PPRについて，自己持続性の平均値を求めた。光感受性てんかんでは図形点滅：0.5s；赤点滅：0.4s，覚醒時大発作てんかんでは図形点滅：0.4s；赤点滅：0.6sであり，両者間で有意差はない。以上の結果を要約すると，光感受性てんかん者は図形点滅と赤点滅に強い感受性があり，4型PPRが高率（図形点滅：88％；赤点滅：82％）に誘発される特徴がある。この所見は対照として症例数が多いPPRを伴った覚醒時大発作てんかん例と比較して得られたが，PPRの自己持続性に関しては相違がない。他のてんかん症候群についても今後，同様の比較が必要と思われる。

　閃光刺激の標準化案の発表にひき続いて，Kasteleijn-Nolst Trenitéら[85]は，104に及ぶ代表的な光感受性てんかん関連論文を詳しく分析し，用語・定義上の不備や問題点を整理し，それに立脚した臨床用語とその定義の標準化を体系的に立案した。光感受性てんかん症候群に関する提案を見ると，特発性全般てんかんの中に，欠神を伴う眼瞼ミオクローヌスを含む視覚感受性特発性全般てんかん（visual sensitive IGE, including eyelid myoclonus with absences），局在関連性てんかんの中に，特発性視覚感受性後頭葉てんかん（idiopathic visual sensitive occipital lobe epilepsy，既述したIPOLEに同じ）などを含めている。

7章　電子ゲーム誘発発作

I．概　観

　1981年，ロンドンの神経科医 Rushton[136]が，テレビゲーム中に全般性けいれん発作を起こした1例（17歳，男性）を"space invader" epilepsy と呼んで報告した．その後，類似症例が video-game epilepsy, computer game seizures などのタイトルで相次ぎ報告された．テレビゲームの欧米における呼称は，video games, console games, computer games, electronic screen games などである．わが国では現在，これらゲームによって起こる発作は一括して，電子ゲーム誘発発作（electronic screen game-induced seizures, ESGS）[35]と呼ばれている．

　表 7-1 は，1981～1993年の間に発表された国外・国内報告例と自験例の比較である．わが国では Maeda らの7例[97]，福迫らの1例[43]，佐藤らの7例[138]，村中らの4例[109]，筆者の14例[201]，合わせて33例が論文として発表された．国外報告10例に関しては，Maeda ら[97]の論文にある表を要約して示した．計43例中，男性38例，女性5例であり，男性が女性より7.6倍も多い．1回限りの発作は23例，2回以上の発作は20例である．脳波の正常が9例（21％），異常が33例（77％），うち18例（42％）に PPR が誘発されている．PPR の出現率を平均年齢に比較すると，低年齢である国外・国内報告例がそれぞれ50％，53％と高率なのに対し，高年齢である自験例は21％の低率である．この所見を見ても，ESGS には光感受性発作に比べ，異なる背景・誘因の関与が推測される[198-201]．

　表 7-2 に，光感受性発作と ESGS の発作誘因を比較して示した．

　図 7-1 は，ファミコンをやっていて何度も上肢のミオクロニー発作，時に GTCS が誘発された症例（25歳，男性，若年ミオクロニーてんかん）の脳波所見である[200,201]．特記すべきは閉眼と筆算により全般性突発波が出現しており，ゲーム中の発作は視覚誘発刺激に加え，表 7-2 に示した眼球運動，手指運動，計算など高次脳活動によっても容易に誘発されることが類推される．

　Badinad-Hubert ら[6]は，1981～1993 の間に発表された ESGS に関する論文を，①光感受

表 7-1　ESGS 国外・内報告例と自験例の比較[198]

報告例と自験例	平均年齢（歳）	男女比	発作		脳波		
			単発	反復	正常	異常	光突発反応
国外の10例	13.4	9：4	6	4	2*	7*	5（50％）
国内の10例	10.1	16：3	10	9	5（26％）	14（74％）	10（53％）
自験の14例	19.7	13：1	7	7	2（14％）	12（86％）	3（21％）

＊1例に脳波所見の記載がない．

表7-2 光感受性発作と電子ゲーム誘発発作の主な発作誘因の比較[205]

発作誘因	光感受性発作	電子ゲーム誘発発作
直接誘因		
視覚刺激	閃光，閃光点滅，幾何学的図形，図形点滅，赤点滅，固視部が全体野へ急変*	幾何学的図形，図形点滅，赤点滅，固視部が全体野へ急変*
眼瞼・眼球運動	まばたき	まばたき，指標の追跡に伴う眼球運動
手の運動	−	指のゲーム操作
高次脳活動	−	特殊場面の認知，読み，計算，意志決定
感情変化	−	驚き，亢奮，ほっとする
精神緊張	−	持続的注意集中
音響効果	−	高音の背景音楽
間接誘因		
疲労，断眠	＋	＋

＊固視していた場面が急に均質で一様な視野に変化した時，それが突発波を誘発する視覚刺激として作用する。その陽性効果を fixation off sensitivity という。

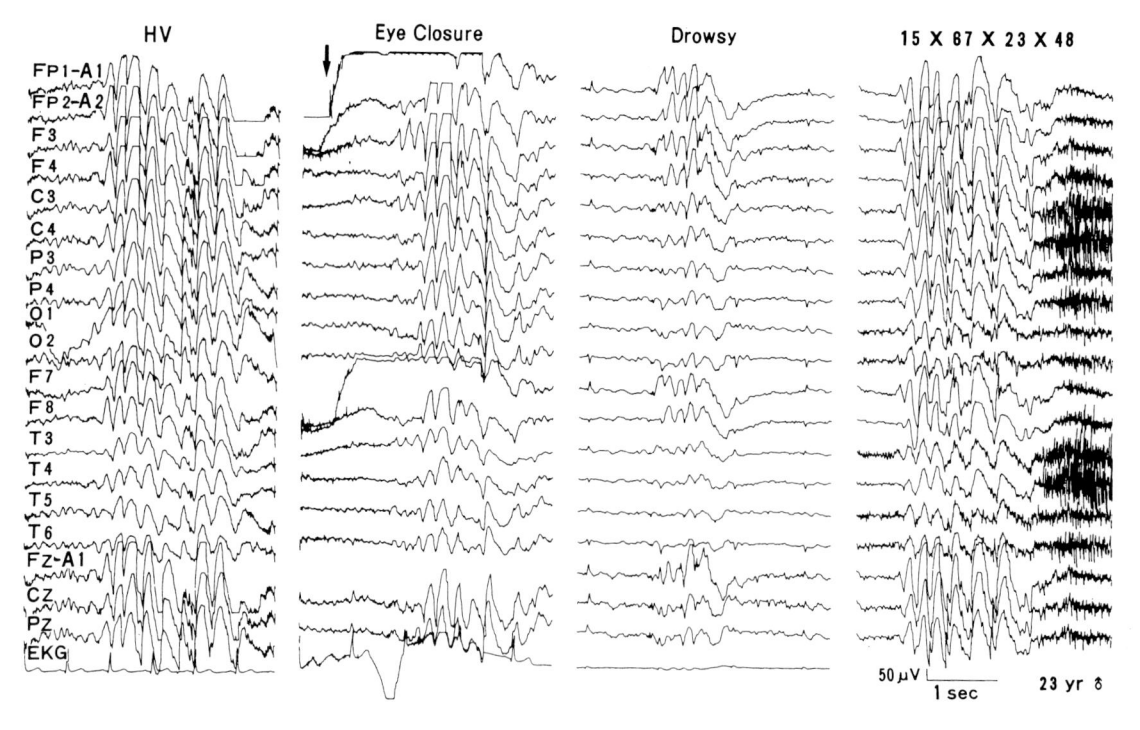

図7-1 ESGSを伴った若年ミオクロニーてんかん者の脳波所見[200,201]
症例は23歳，男性。

性てんかん者に起こるてんかん発作[32]，②非光感受性てんかん者の発作症状[34,50,136,254]，③電子ゲーム自体に起因する発作症状[50,63,97,136]，の3つに分け，ESGSの問題点を論じた。

II. ロンドン会議（1993）

　1993年1月9日，英国の日刊大衆紙 The Sun は，前年の11月にテレビゲームで遊んでいた14歳の少年が，てんかん発作を起こしたあとに死亡したと報じた[141]。このニュースは欧米だけでなく，国内でもさまざまな反響を呼んだ。それに呼応して，1993年9月，ESGSに関する問題点検討のためのワーク・ショップが COMPUTER GAME SEIZURES と題してロンドンで開催された。筆者はこの会議に出席し，上述した ESGS 14 症例（うち11症例は仙台市立病院精神科で経験）について，光感受性てんかんとの異同[198]と言う観点から論じ，視覚刺激など直接的な誘因に加え，断眠に伴う疲労（14例中12例）が間接的誘因として重要な役割を果たしていると報告した[204]。さらにわが国から，非光感受性，かつ部分発作の ESGS 1 症例が八木（静岡てんかんセンター）によって報告された[235]。

　会議では合わせて9つの発表があり，その成果は以下のように要約された[16]。ESGS の発現に光感受性は最も大事であるが，他要因の単独ないし複合関与についても考慮すべきである。その例として，①特殊な認知活動，意志決定，手指運動など，②非特異的な感情要因（ゲーム中の不安や興奮など），③疲労や断眠によるけいれん閾値の低下，④電子ゲーム中に起こるてんかん者の偶発的な自発性発作[106]，などがある。

III. 自験例の検討

　ESGS 17例[210]，ついで ESGS 20例（男性：17例；女性：3例；平均年齢：21.0±8.9歳）[205]について，検討を加えた。

A. てんかん症候群分類（1989）

　単発の ESGS が5例（25%）あり，これらは非該当のため，以下は残り15例（6例に全般性 PPR が出現）の分類結果である。局在関連性てんかん：2例（1例に PPR），側頭葉てんかん：2例；前頭葉てんかん：1例；後頭葉てんかん：1例；若年ミオクロニーてんかん：3例（1例に PPR）；覚醒時大発作てんかん：2例；光感受性てんかん：4例（全例に PPR）。なお20例中，PPR は計6例（30%）に出現した。

B. 電子ゲームによる脳波賦活

　ゲーム中15分の脳波記録を6症例（うち2例は PPR を認める）に施行した。6例中，異常所見は下記の1例のみに認められた。図7-2は，PPR のない若年ミオクロニーてんかん1例（15歳，男性）の所見である。図の左はゲームを始めて8分が過ぎた時の脳波であるが異常はない。図の中は12分が過ぎた時，全般性突発波が誘発され，それに一致して両下肢のミオクロニーが出現した。図の右は14分目に誘発された頭頂部優位の全般性突発波であり，棘波は12分目のと同様，両側の頭頂部生起である。

　すでに Maeda ら[97]は電子ゲームによる脳波

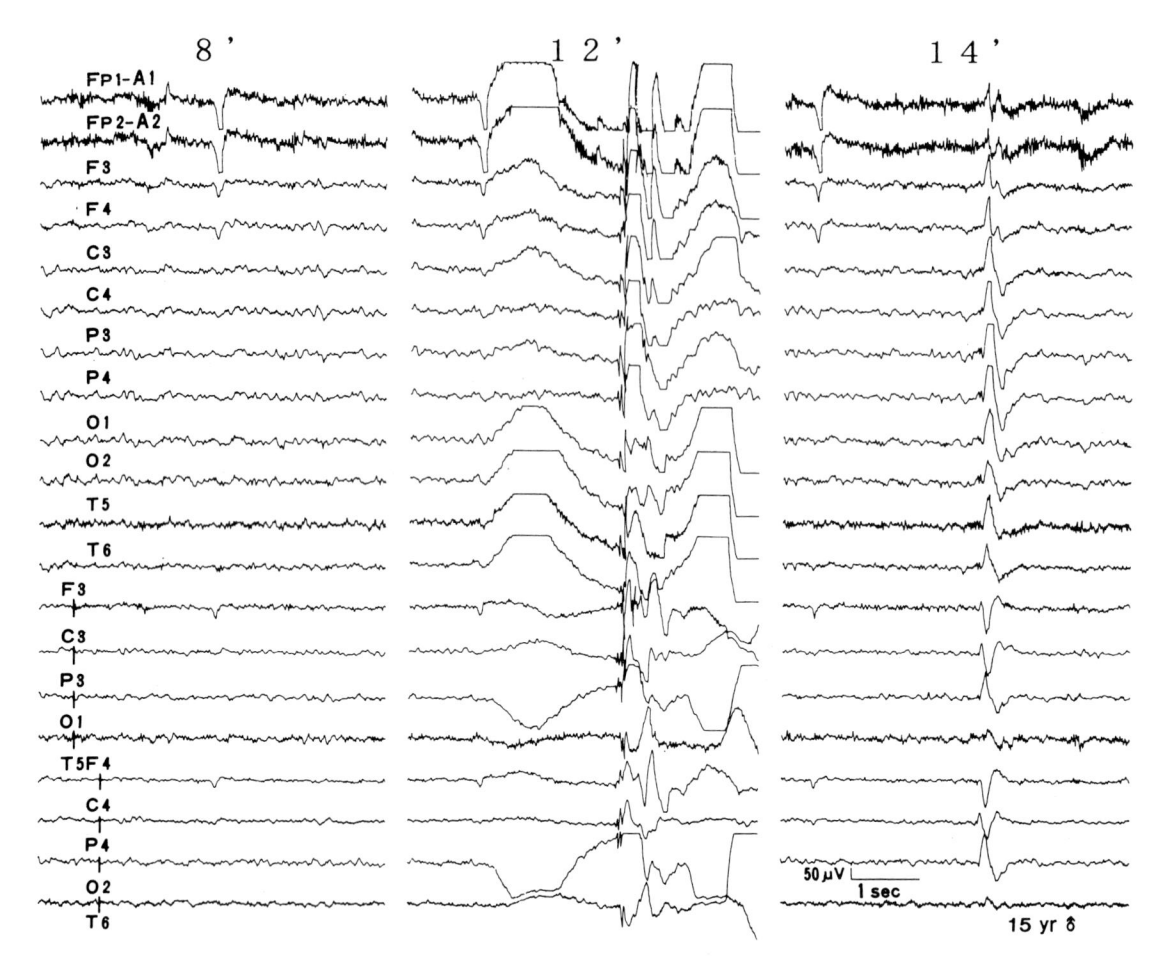

図 7-2　ESGS を伴った若年ミオクロニーてんかん者のテレビゲームによる脳波賦活[205]
　　症例は 15 歳，男性。本症例は非光感受性であり，図の突発波は行為誘発（praxis-induced）によるものと判定された。開始 12 分に突発波の出現と同時に認められた四肢のミオクロニーは，行為誘発発作（praxis-induced seizure）と見なされた。

賦活の有用性を指摘した。とくに PPR が検出されない症例では，発作が生じた同一ゲームを注意深く再現し，ゲーム中の脳波記録を試みる必要があろう[205]。

C. 神経心理学的脳波賦活

図 7-2 の電子ゲームにより誘発された全般性突発波を子細に見ると，神経心理学的脳波賦活[101,102,175]の中の筆算によって誘発される突発波に酷似している。そこで同一症例に，筆算による脳波賦活を施行したが，結果は陰性であった。次に，内田・クレペリン精神作業検査を施行しながら脳波を記録したところ，開始して 2 分後と 3 分後に図 7-2 に示した突発波と類似の異常波が誘発され，同時に両手のミオクロニー発作を伴っていた[225]。これは本症例の ESGS が，精神緊張を伴う連続する筆算行為に類似し

た機序によって誘発されることを示唆する。換言すると，一部のESGSは高次脳活動による誘発発作である可能性が高く，上述した症例のESGSは，Inoueら[71]が提唱するてんかん者の行為誘発発作（epilepsy with praxis-induced seizures）に一致する。類似の機序が推測された症例は他に1例（図7-1参照）あり，ESGS 20例中2例（10％）の発作は高次脳活動に起因するものと考えられた。

IV．ロンドン会議後の文献レビュー

Ferrieら[42]はESGS 15例を報告し，合わせて英語で発表されたESGS 20例の文献レビューを行った。全症例の2/3は特発性全般てんかんであり，その70％は閃光刺激に感受性を示した。29％の症例は局在関連性（おもに後頭葉）てんかんであり，後頭部棘波が共通して認められた。Grafら[52]はESGS 10例を報告し，既報25例を加えて分析した結果，GTCSはその63％，単純部分発作は19％，複雑部分発作は11％，欠神発作は6％に認められた。脳波異常は52％，PPRは53％の出現率であり，ESGSの発現に大脳後部領域の関与を重視した。

Quirkら[127]は英国における7～19歳の若年者を対象に，光感受性による初回ESGSの年間発症率を調査し，その値を1.5/100,000と推定した。

英国のFylanら[47]はESGS 25例について光感受性てんかん者25例を対照に調査し，両者は同じ病態に起因することを主張した。その理由として，両者は50 Hzの閃光刺激に感受性があり，50 Hz成分を含む電子ゲーム画面（PAL方式を採用している英国のテレビ画面には50 Hzと25 Hzの点滅が含まれる[226]）は両者に対し，もともと刺激的に作用するためだと言う。イタリアのRicciら[132,133]はテレビ発作やESGSのあった23症例を含む30例の光感受性者について，50 Hzと100 Hzの受像機を使い，テレビの視聴中と電子ゲーム中の脳波記録を行った。50 Hzテレビで15例，50 Hz電子ゲームで17例に突発波が誘発されたのに対し，100 Hzテレビ・電子ゲームでは1例ずつに過ぎなかった。これはフランスの多施設調査[6]やヨーロッパ共同研究[83]の成績と同様，100 Hzの受像機が映像起因の光感受性発作を防止するのに役立つと考えられる。

Ricci & Vigevano[133]はESGS 30例（7～28歳）を対象に，市販の電子ゲーム12種類について下記の賦活効果を調査した。ゲームの種類によりPPRやミオクロニーの誘発効果は大きく異なるが，それが図形感受性者では有意に高率であった。画面の最大照度（steady maximal brightness, SMB）を測定すると，SBM＞100 luxは賦活効果が強くきわめて危険，SBM＜50 luxは比較的安全なゲームと見なされた。ESGSの発現には光感受性（PPR）だけでなく，図形感受性も深く関わっていることが他の報告[47]にも指摘されている。

ヨーロッパ共同研究[83]で対象となった149例はテレビの視聴，ないし電子ゲーム中に発作を起こした症例であるが，うち14％は非光感受性であり，男性が倍多く占めていた。Panayiotopoulos[124]はESGSの30％が非光感受性という。

Inoueら[72]はESGS 29例のMEGについて調査した。うち15例は光感受性，ないし図形感受性があり，MEG棘波の等価電流双極子（ECD）は後方優位に出現した。それに対し，非光感受性の症例ではECDが前方優位性を呈

したが，これはゲーム中の手指運動などによる誘因を想定して，当該症例では大脳前部が発作の生起に関与するものと推測した。

Funatsukaら[46]はブラウン管（CRT）ディスプレーを使い，CRT図形テストをESGS 17例に施行し，9例（53%）にPPRが誘発された成績（うち4例はルーチンの閃光刺激が無効）から，ESGSの脳波検査としてCRT図形テストが有用であることを報告した。さらに，CRT図形テストで誘発されるPPRは後頭優位型と前頭優位型に2大別され，前者は空間分解能，後者は輝度知覚と図形－運動認知（あるいは色知覚）を反映することを述べている。

ロンドン会議はESGSに関する国際的な研究を促進する契機となり，1994年，ESGS国際共同研究班が設立された。その成果は5年後に結実し，Binnie CD, Harding GFA, Kasteleijn-Nolst Trenité DGA, eds. Electronic Screen Games and Seizures, Epilepsia 40 (Supple 4), 1999として出版された。文献レビューで触れた主な論文は，このEpilepsiaに収載されたものである。

V．ESGS国内共同研究班による成果

1996年，ESGS国内共同研究班が設立され，12施設と14名の研究班員が決定された。研究班委員長である山内俊雄埼玉医科大学教授による報告書「電子ゲーム誘発発作に関する研究」[268]を見ると，以下のように記されてある。①共同のプロトコールを作成し，それに基づき研究を行った。②各研究施設の研究結果は報告会（1997年に3回，1998年に3回）において報告し，その内容は報告書としてとりまとめた。共同研究班の対象は，1994年1月以降にESGSを起こした症例であり，脳波検査はルーチンの検査に加え，特殊脳波賦活として①縦縞の凝視，②閃光刺激（Grass社のストロボPS-33を使用），③電子ゲームによる脳波賦活を施行した。

以下は1999年9月，プラハで行われた第23回国際てんかん学会のElectronic Screen Games and Seizuresのシンポジウムにおいて，Collaborative Studies on Electronic Screen Game-induced Seizures in Japanと題して山内委員長によって報告された講演の要旨である[268]。

計ESGS 121例（男性：102例；女性：19例；平均年齢：15.5歳）について調査した。うち49.5%は特発性全般てんかん，38.3%は潜因性局在関連性てんかんであり，全体の81.8%が抗てんかん薬を服用していた。安静時の突発波出現率は73.2%（全般性：38.4%；焦点性：34.8%）であり，95例のPPR出現率は32.6%であった。

ESGSに関しては，単発発作：52.1%，反復発作：47.9%であり，発作型はGTCS：47.0%，複雑部分発作：23.1%，二次性全般化発作：20.5%であった。ESGSを誘発したゲーム別に列挙すると，アクション（34.7%），ロールプレイ（31.9%），レーシング（12.5%），パズル（11.1%），シューティング（5.6%），シミュレーション（4.2%）の順であった。調査できた65例中，ESGSはゲームを開始して30分後：55.6%，10〜30分：25.4%，10分以内：19%，という結果である。電子ゲーム以外の誘因として，テレビ：21例，将棋：3例，ワープロ：2例，ピアノ：1例があり，過度の疲労ないし不眠が22例に認められた。ESGSと自発発作のある症例は49.7%，ESGSのみの症例は23.9%，ESGSと他の誘因でも発作

のある症例は14.5%，ESGSと他の誘因でも発作があり，さらに自発発作のある症例は13.7%であった。PPRは全般性発作例の40%，局在関連性発作例の13.2%に出現した。光感受性者におけるESGSの大半はアクションやレーシングのゲームで誘発されるのに対し，非光感受性者の場合にはロールプレイやパズルのゲーム中に発作が起きている。PPRは非服薬者に高く出現する。自発発作を伴うESGS者は突発波の出現率が有意に高率，そして服薬率も高く，逆にPPR出現率は低い。

8章　ポケモン発作

I. 概観[226]

　1997年12月16日，午後6時半から始まったアニメ番組「ポケットモンスター・でんのうせんしポリゴン（ポケモン）」（テレビ東京系）を見ていた人々が次々に発作を起こし（ポケモン発作），全国で約700人が医療機関を受診した。ポケモンは人気番組であり，当夜の視聴率は16.5%，全国で約414万世帯の人々が当番組を視聴したと推測される。いよいよクライマックスを迎えた6時50分過ぎ，画面はコンピューター内にいる主人公のサトシたちにめがけてミサイルが発射され，これをピカチュウが電撃で爆破する場面が展開されていた。急に爆破の衝撃波が画面いっぱいに広がり，思わず目を背けるような赤みをおびた点滅シーンが出現した。それは約4秒続いた赤／青が激しく点滅する場面であったが（問題映像），この問題映像によってポケモン発作を含むほとんどの被害は発生した。

II. 問題映像の特性[226]

　図8-1は問題映像を静止して分析した結果の模式図である[222,223]。アニメ番組は上段に示したようなフィルムとして製作されてある。フィルムはコマ（frame）単位で作られてあり，毎秒24コマである。問題映像は赤1コマ，青1コマの順（またはその逆）になっている。一方，テレビの映像は下段に示したようにフィールド（field）の単位からできており，毎秒60フィールドである。フィルムをテレビの映像に変換すると赤3フィールド，青2フィールドとなる。図のように，テレビ映像の5フィールドはフィルムの2コマに相当するので，赤と青の繰り返しは12 Hzであり，それが問題映像の刺激的成分になっている。Harding[60]は，赤フレームには625 nmと704 nmに鋭い2つのピークがあり，当フレームの輝度は45.6 cd/m²なのに対し，青フレームは452 nmに1つのピークがあり，当フレームの輝度は70.2 cd/m²という測定値を報告した。この数値を見ても，赤と青の交互提示に伴う輝度落差は比較的少ないことがわかる。この12 Hzで点滅する赤／青の映像が一瞬，テレビ画面いっぱいに写し出され，きわめて強烈な刺激という印象を与えた。

III. ポケモン視聴中に出現した急性症状

　事件後，厚生省は直ちに「光感受性発作に関する臨床研究」（班長：山内俊雄埼玉医科大学教授）[267]をスタートした。ポケモンが放映された東京，神奈川，大阪，福岡の4地区で小・

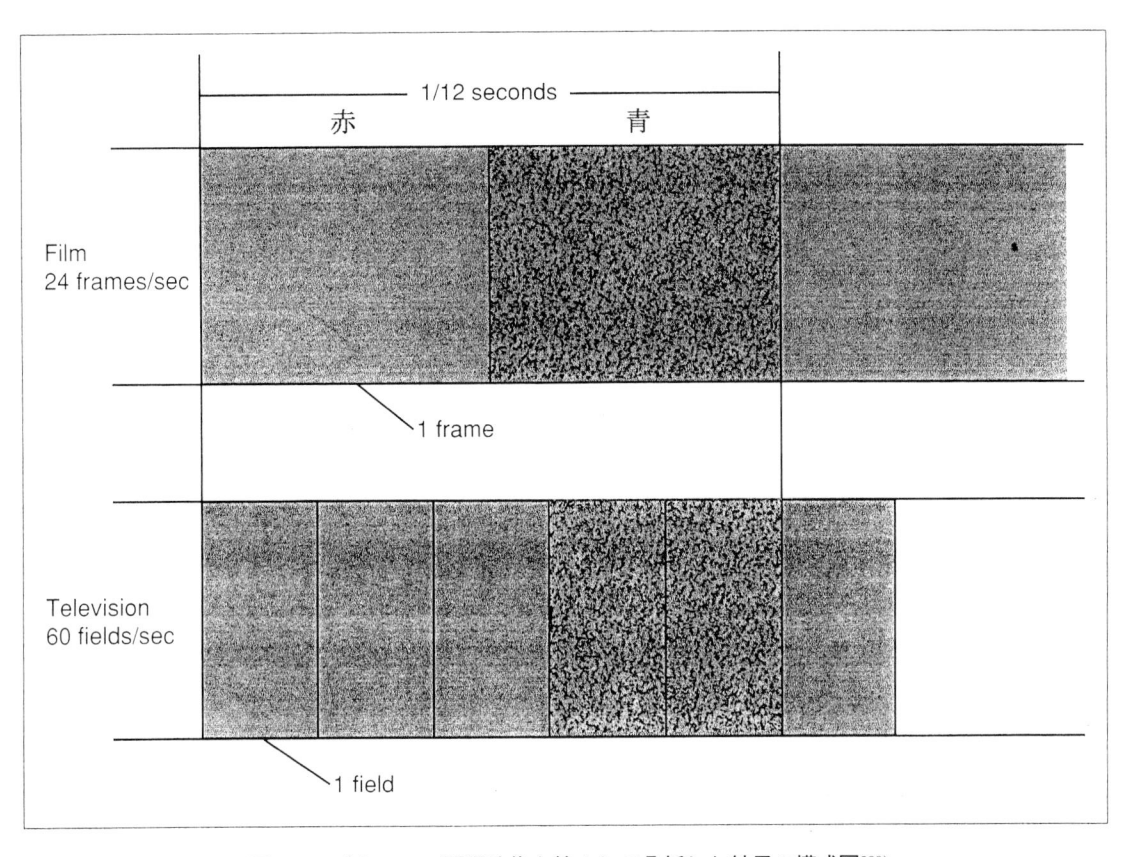

図 8-1　ポケモンの問題映像を静止して分析した結果の模式図[223]

中・高校生徒を対象にした実態調査票に基づくアンケート調査が行われた。回答者 9,209 名のうち，当該アニメを視聴していた者が 4,026 名（43.7%）に上った。この視聴者中，12 歳までの年少者が 3,005 名（74.6%）であった。調査票に「ポケモンを見ていて具合が悪くなった」と答えた者は 417 名おり，これは視聴者の 10.4% に及ぶ。この 417 例中 22 名（5.3%）が発作様症状や眼・視覚系症状，不定愁訴，不快気分のため医療機関を訪れた。

この厚生省研究班の実態調査報告に対し，福山幸夫東京女子医大名誉教授ら[45]は，以下の見解を述べている。①ポケモン映像による健康被害の中核症状である「発作様症状（計 56 例）」は全有効回答数（4,026 名）の 1.4% であり，これは一般人口における活動性てんかん者の有病率（0.5%）を上回る。② 4〜15 歳の年少者を対象にした東京女子医大の関東地方アンケート調査による推計では，ポケモン映像による発作の発生率は 1 万人に 1.7 人（けいれん群は 1.3 人）の頻度になる。③自治省消防庁はポケモン映像による健康被害のため全国で 685 名を救急搬送したと公表したが，これは全患者のほぼ半数を把握したに過ぎない。

IV. ポケモン発作とPPR

　少数例の報告に関する文献レビュー[226]は割愛し、多数例での調査結果について紹介する。Takadaら[145]は、愛知県を中心に行ったアンケート調査からポケモン発作93症例を抽出して検討した。うち69例（74%）はてんかん発作の既往がない。39例は全般発作、49例は部分発作であり、部分発作は若年者に多く出現した。PPRは43%の出現率であるが、てんかん者では54%、ポケモン発作が初回発作の症例では38%であった。Takataらは、6〜18歳の若年者におけるポケモン発作の有病率は4,923人に1人と推計した。これは光感受性てんかんが4,000人に1人の有病率[14]と言われる値にほぼ匹敵する。山内らの調査[267]によると、ポケモン発作のあった61例中、PPRは39例（63.9%）に認められた。この39例中、21例（65.9&）はポケモン発作が初回発作であった。

　日本てんかん学会の長期計画委員会によるポケモン発作279例の調査[95]では、その70%がポケモン発作＝初回発作という成績であった。

　ポケモン事件の直後、田辺ら[240]はポケモン発作12症例の脳波検査を施行した。閃光刺激によりPPRが8例に出現したが、ストロボフィルター（名札型）を使った赤点滅により、全症例にPPRが誘発された。

V. ポケモン発作の発症機序[226]

　問題映像により生じた健康被害は、①ポケモン発作、②自律神経症状、の2つに大別される。ポケモン発作はけいれんや意識障害など、誘発された光感受性発作を指す。問題映像によって眼痛、頭痛、不快気分、胃腸症状なども誘発されたが、これら症状は一括して自律神経症状と呼ぶ。ここではポケモン発作のみを取り上げ、その発症機序を明らかにした以下の研究成果を紹介する。

A. Hardingの研究成果[60]

　光感受性てんかん者6例に問題映像を使った脳波検査を施行した。5例に突発波が誘発されたのに対し、映像を灰色にして提示すると突発波の賦活効果はなく、筆者ら[161,169]、Takahashi Yら[236]の報告を援用しながら、問題映像に含まれる赤の刺激効果を重視した。赤フレームの赤、および筆者ら、Takahashi Yが用いた赤の波長はいずれも>600 nmの赤であり、Hardingはこの赤がヒト網膜視細胞の赤錐体のみを刺激し、興奮性入力のみが視覚領に達し、それが光感受性者では強力な刺激になり、発作を誘発した可能性を示唆した。

B. Tobimatsuらの研究成果[245,246]

　ポケモン発作4症例に①問題映像、②灰／黒12 Hzの刺激による脳波記録を行い、①によりPPRが4例に誘発されたのに比べ、②ではそれが減弱されていた。4症例が光感受性てんかんであり、ポケモン発作の発現に色感受性が重要な役割を演じていると考えられた。

C. 筆者のデータ[226]

4秒間の問題映像を使った脳波検査を52例のてんかん者に施行し，PPR賦活効果を円形型ストロボフィルターによるPPR賦活の有無から以下の3群に分類し，比較した。①18 Hz赤点滅ないし18 Hz図形点滅によりPPRが出現：23例，②以前にPPRがあり，検査時に陰性：10例，③臨床・脳波上，非光感受性：19例。問題映像により①群の23例中14例（61％）にPPRが誘発され，②・③群の計29例ではそれが皆無であった。①群の結果は，現に光感受性を持つ症例がポケモン発作を起こした可能性を示唆する。その14例中10例（71％）が赤点滅，全例（100％）が図形点滅によってPPRが誘発された。したがって18 Hz赤点滅のみを取り上げると，問題映像の12 Hz赤／青はPPRを誘発するより強い刺激と考えられた。

D. ポケモン発作例の追跡調査

相川ら[1]は98名のポケモン発作例を脳波所見からⅠ型：突発波＋PPR；Ⅱ型：PPR；Ⅲ型：正常脳波，の3群に分け，追跡調査結果を報告した。Ⅰ型の35名中，4名に光感受性発作，7名に自発発作が出現したが，この7名中3名は「ポケモン視聴時」以前にてんかんの既往はない。Ⅱ型の18名中，4名に光感受性発作，1名に自発発作があった。Ⅲ型の23例中，1例のみに自発発作がみられた。追跡調査期間中，光感受性発作のあった症例は未服薬者か，たまたま怠薬していた症例であった。

付記：ポケモン事件をわかりやすく解説した読み物として，①高橋剛夫．ポケモン騒動顛末記．みすず　1998；448：7-15，②特集「ポケモン問題」って，何だったの？母の友　2001；2：22-35，の2つがある。

9章　光感受性発作の防止策

これまで見てきたように，現代における光感受性発作は大半が映像に起因しており，それに対する適切な防止策の確立は，われわれにとって大事な課題である。ポケモン事件後の対応に焦点を絞って，以下，光感受性発作の防止策を論じたい。

I．民放連ガイドライン[226]

ポケモン事件が発生して4ヵ月後，日本民間放送・NHKから「アニメーションなどの映像手法に関するガイドライン（民放連ガイドライン）」が発表された。以下はそのガイドラインである。

1. 映像や光の点滅は，原則として1秒間に3回を超える使用を避けるとともに，次の点に留意する。
   (1)「鮮やかな赤色」の点滅は特に慎重に扱う。
   (2) 前項の条件を満たした上で1秒間に3回を超える点滅が必要なときは，5回を限度とし，かつ，画面の輝度変化を20パーセント以下に抑える。加えて，連続して2秒を超える使用は行わない。
2. コントラストの強い画面の反転や，画面の輝度変化が20パーセントを超える急激な場面転換は，原則として1秒間に3回を超えて使用しない。
3. 規則的なパタン模様（縞模様，渦巻き模様，同心円模様など）が，画面の大部分を占めることも避ける。

ガイドラインの発表をきっかけに，テレビ映像は確かに柔らかくなり，ポケモン問題映像のような危険映像は，今後2度と放映されることはないであろう。

ガイドラインの鮮やかな赤色のみに対する留意を補完する目的で，Shirakawaら[143]は36例の光感受性者を対象に，ブラウン管ディスプレーを使った色の組み合わせ点滅によるPPRの賦活効果を調査した。その結果，赤／青点滅が単なる赤点滅に比べより強い刺激であることが判明し，ガイドラインには今後，その点が明記されるべきであるという。

II．映像視聴者の注意

テレビを例に挙げると，それは本来，明滅しているメディアと言われる[226]。米国やわが国ではNTSC方式のカラーテレビが採用されていて，画面にはもともと，60 Hzと30 Hz（英国のPAL方式のテレビでは50 Hzと25 Hz）のちらつきが含まれており，それがときに光感受性発作の誘因になる[59]。この「テレビてんかん」に関する防止策を含む研究成果は，英国学派の功績に負っているところが多い[60]。ポケモン事件の際，Harding GFA教授はガイドライ

ンの作成だけでなく，以下のガイドラインに付された「テレビの視聴方法について」に関しても，われわれに有益な助言を与えた。

1. テレビを見る際には，十分明るい部屋で2メートル以上離れて見る。テレビの上に電気スタンドを置くことが効果的な場合がある。
2. テレビを見ながら，不快感を感じ始めた場合には，片方の眼を掌で覆うとよい。この場合，両目を閉じるとかえって危険である。
3. テレビ映像をあまり長時間見続けないようにする。特に睡眠不足，発熱，空腹時などの長時間視聴は避けた方がよい。
4. テレビ映像への過度の集中は避けた方がよい。
5. 眼がちかちかするときは画面から遠ざかる。眼の周辺がピクピクする状態が起きたら，テレビを見ない。
6. 普通のサングラスや偏光メガネは予防に有効ではないと言われている。ただし，濃い青の着色メガネは赤の点滅光刺激に対し有効とされている。

III. 片眼遮蔽と濃い青の着色メガネの着用

A. 片眼遮蔽

両眼の視覚刺激で誘発されているPPRは，片眼遮蔽によって減弱ないし消失することから，強い刺激的な映像場面では片眼遮蔽が光感受性発作の防止に奏効すると考えられる[59,99,171]。

B. 濃い青の着色メガネの着用

サングラスの着用による脳波検査の際，裸眼の場合と異なり，輝度低下と色効果の双方の影響を考慮する必要がある。黒のサングラスは輝度低下のみによる発作の防止を目的としたものであり，濃い青の着色メガネ（青メガネ）は輝度低下と色効果の双方があいまって，PPRに対し抑制効果を発揮する[196,248]。Wilkinsら[265]は新技術であるcolorimetryによる被験者の主観的評価で自らに合った色メガネを選ばせ（多くがバラ色か紫色を選ぶ），その効果を23例の光感受性てんかん者で検討した。うち13例（57%）に症状の改善が認められている。

上述のA・Bに関しては，なお未解決の問題が残されている。図9-1は，光感受性てんかん者に出現したPPRに対する片眼遮蔽と青メガネの効果を，縦縞点滅と赤点滅によるPPRに分けて示したものであるが，本症例では片眼遮蔽が無効，青メガネが有効という結果であった。そこで16例の光感受性てんかん者を対象に，図9-1に示した同一の方法による①片眼遮蔽，②青メガネの効果をテストし，その結果を既述の視野別刺激による成績と照合した。①と②によるPPRの抑制効果は半数以上に認められ（抑制効果は①＜②），縦縞点滅，赤点滅のいずれでも，中心刺激による効果の有無が①と②の効果に影響するように思われた。そこでさらに症例を増し，28例のてんかん者（男性：7例；女性：21例；平均年齢：21.6±10.9歳）について上述の問題を踏まえて分析した。図9-2はその結果である（28例中，それぞれ23例が赤点滅と縦縞点滅により4型PPRが出現）。①片眼遮蔽：赤点滅PPR抑制：14例（61%）；縦縞点滅PPR抑制：13例（57%），②青メガネ：赤点滅PPR抑制：21例（91%）；縦縞点滅PPR抑制：19例（83%）。赤点滅PPR，縦縞点滅PPRのいずれに対し

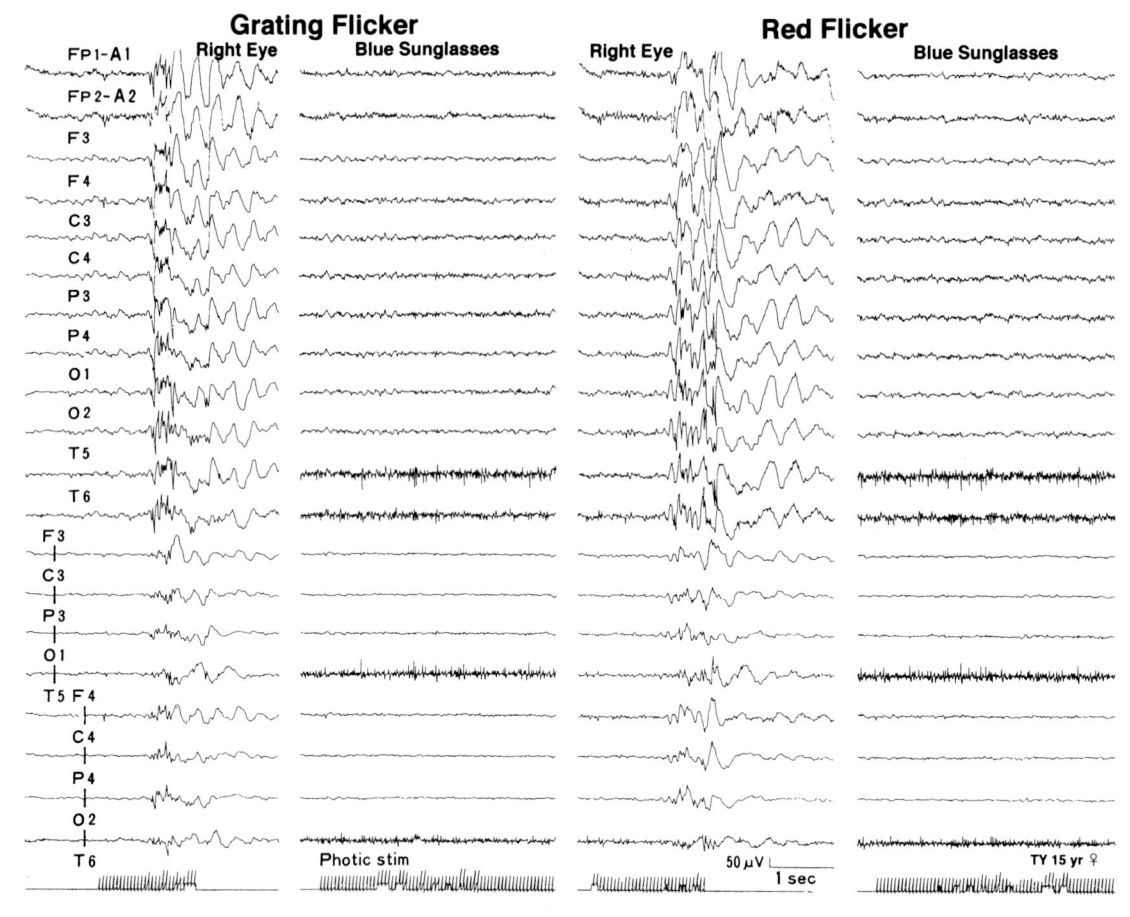

図 9-1　PPR に及ぼす片眼遮蔽と青メガネの影響[230]
症例（15歳，女性）は純粋光感受性てんかん者（図 2-26 と図 2-39 に示した症例と同一）。縦縞点滅と赤点滅には正方形型ストロボフィルターを使用した。本症例では縦縞点滅と赤点滅に対し，左眼遮蔽は無効，青メガネの着用が有効であった。

ても抑制効果は青メガネ＞片眼遮蔽であり，それが赤点滅 PPR の場合には有意差がある。これを①と②の無効群（PPR：＋）に比べると，特に縦縞点滅の片眼遮蔽無効群の全例（10例）が中心刺激に感受性を示し，注目すべき所見と思われる。赤点滅も含め中心刺激による PPR の誘発は，それぞれの刺激に対する強い感受性の存在を意味し，その程度を加味した異なる青メガネの選択（強い光感受性者には濃い青メガネ）が，症例ごとに必要と思われる。なお図 9-1 の症例は，バルプロ酸ナトリウム[59]の服用により症状が著しく改善し，青メガネはテレビ視聴時など，必要に応じて使っている。

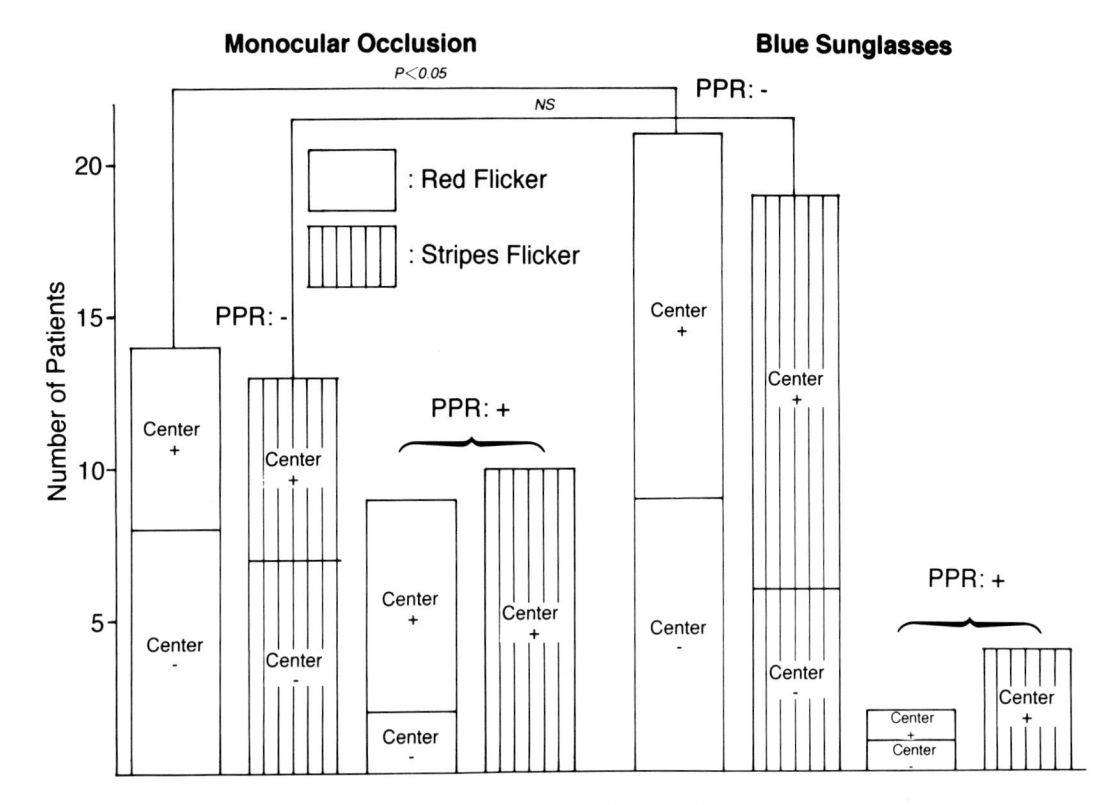

図9-2 PPRに及ぼす片眼遮蔽と青メガネの影響
－赤点滅と縦縞点滅の中心刺激効果との比較－

IV. 点滅自動逓減装置（NEC）

　これはポケモン事件がきっかけとなり，NECによって開発された装置である．初めに，視覚野神経細胞の時間応答モデルを基礎に，点滅刺激に対する危険指標の数式による定量化が試みられた．次いで，危険指標とローパスフィルターを使い，危険映像の点滅成分を自動的に逓減する適応型時間フィルター（adaptive temporal filter, ATF）[114]が考案された．その原理的説明は図9-3に示したが，ATFは映像に含まれる約10～30 Hzの点滅成分を自動的

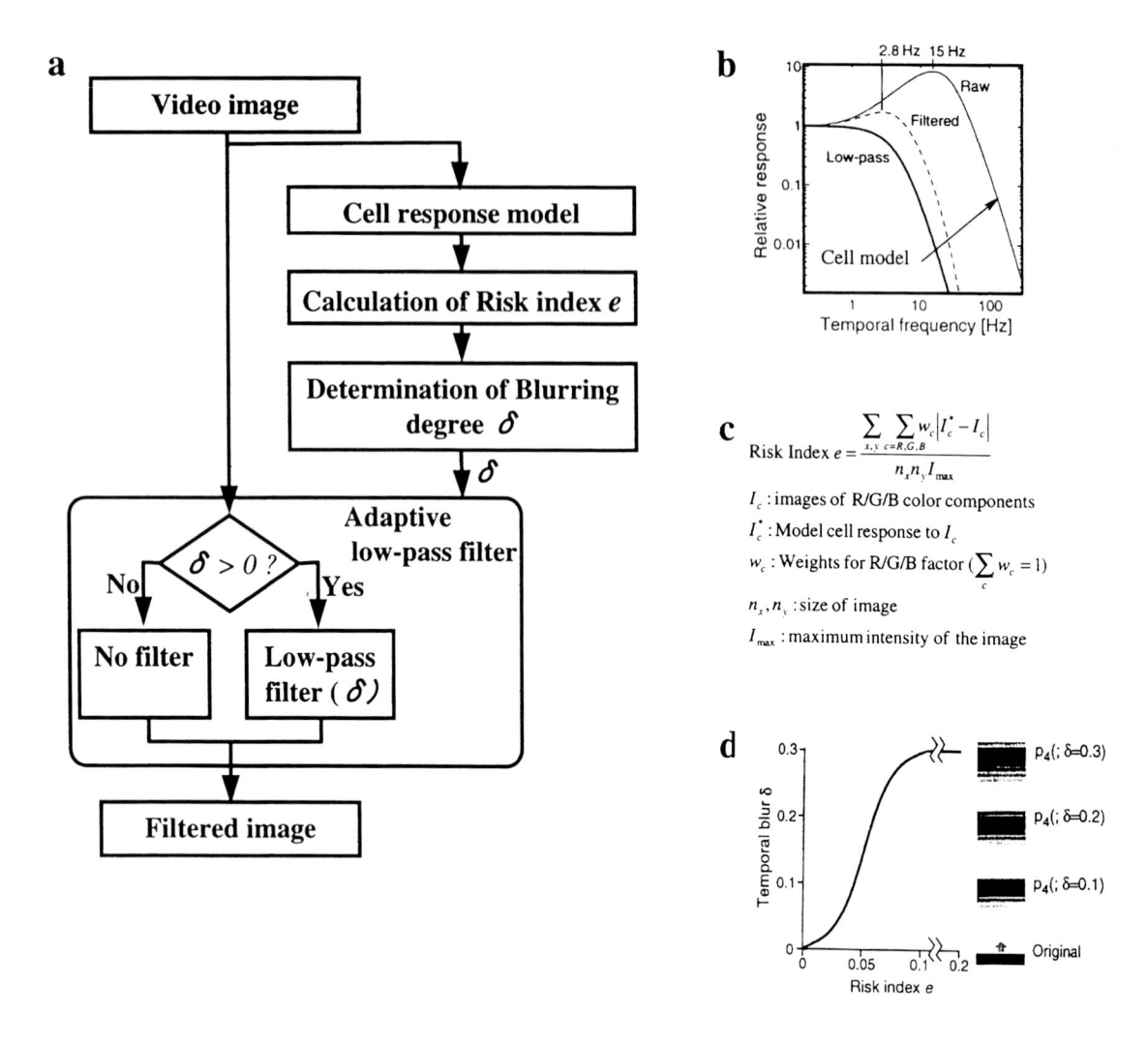

図9-3 点滅自動遙減装置（NEC）の原理的説明[116]

に遙減するため，この点滅成分を含む危険映像は柔らかな映像に変化する．しかし，この帯域の点滅成分を含んでいない映像に影響することはほとんどない．その効用を確かめるため，コンピューター・シミュレーション化したATFを使い，11例の光感受性てんかん者を対象に調査した[116]．ポケモン問題映像により全例にPPRが誘発されたが，同一場面をATF処理した映像では全くPPRの賦活がない（図9-4参照）．その臨床データに支えられ，ATFの実用化を目指して即時処理のできる装置（ATFS）[115]が開発された．ATFS（図9-5参照）を使い，12例の光感受性てんかん者を対象にした上述のテストを重ね，期待の同一成績が得られた[232]．ポケモン問題映像は赤／青の12 Hz点滅刺激であり，図形や図形点滅の混入

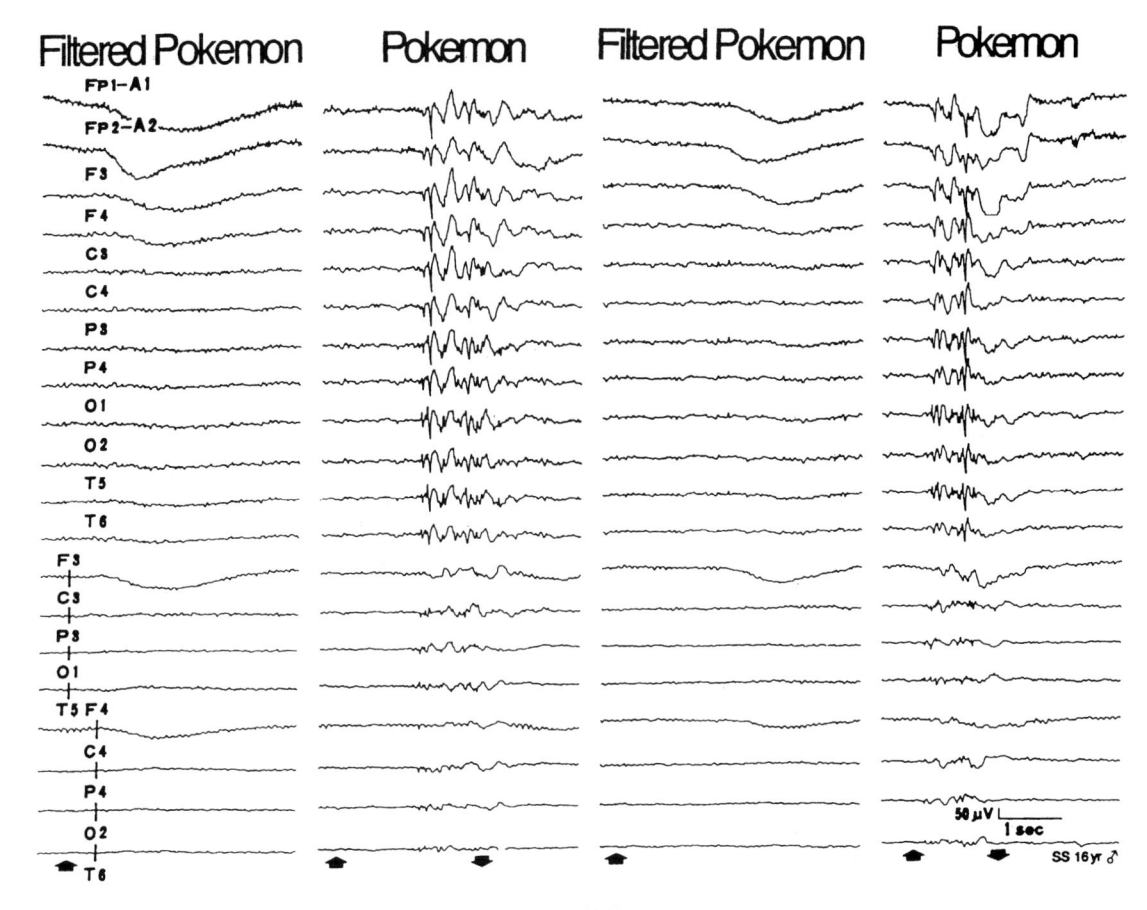

図 9-4 ポケモン問題映像に対する点滅自動逓減装置の効果[228]

症例（16歳，男性）は光感受性てんかん者。装置を使用した映像では脳波に異常がなく，装置を使わないポケモンの問題映像によって，直ちに PPR が出現した。

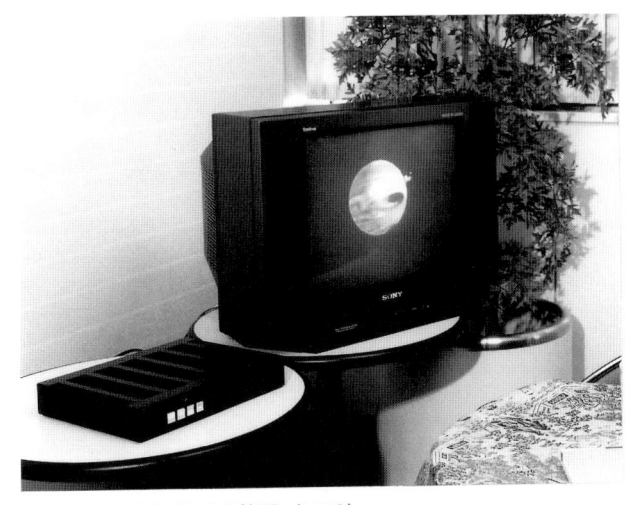

図 9-5 点滅自動逓減装置（NEC）
本装置である ATFS（左）をテレビに接続して使用する。

はない。ATFSの図形点滅に対する効用をも確実にするため，縦縞点滅（4 c/deg, 15 Hz）の映像をつくり，13例の光感受性てんかん者を対象に調査した。縦縞点滅の映像によって全例にPPRが誘発されたのに対し，ATFSを使うと全くその賦活効果が消失していた[234]。

ATFSに関するわれわれの上述した一連の研究は，ATFSが10〜30 Hzの点滅を含む危険映像に対し，光感受性発作を防止するきわめて有用な装置であることを立証したものであり，本装置が今後，光感受性者に広く利用されることを期待したい。

10章 治 療

　山内ら[267]はポケモン映像による健康被害の考察に当たり，脳波所見を基礎に，被害者を以下の3グループに分類した。

　　I型：一般脳波に突発波があってPPRも出現し，従来の光感受性てんかんに相当する。
　　II型：一般脳波に異常はなく，PPRのみ出現し，「光感受性発作の純粋型」が考えられる。
　　III型：一般脳波の異常やPPRもなく，自律神経の過剰興奮などが想定される。

　山内らのいわゆるI型の症例に対しては，抗てんかん薬による治療を要し，その第一選択はバルプロ酸ナトリウム（valproic acid, VPA）である。II型は，筆者[226]が光感受性者を顕在・潜在性に2分した潜在性の考えに近いグループの人々である。ポケモン問題映像のような例外的刺激によって誘発された初回発作であり，かつII型の症例に対しては，当初からVPAを投与することに慎重でありたい。言うまでもなく，誘因となった刺激の回避が肝心であり，特に防止策で述べた映像視聴者の注意に関しては，きめ細かな生活指導が望まれる。

　抗てんかん薬について付言すると，VPAに次ぐ第2選択薬として，欧米ではlamotrigineの単独ないしVPAとの2剤投与が行われており[17]，最近，levetiracetamの有効性についても報告されている[22]。

　低輝度視覚刺激によるPPRの検出は閃光刺激法に比べ感度が高く，PPRの存在のみを指標にした治療であってはならない。同じ見解がFylanら[48]によっても述べられている。彼らはストロボの前に細かな碁盤格子のパタンを装着し，図形閃光刺激（patterned IPS）を行っており，それは単なる閃光刺激（diffuse IPS）に比べPPR賦活効果が高い。図形閃光刺激によるPPRは光感受性が持続している証拠であり，閃光刺激によって誘発されたPPRは治療の不十分さを意味すると述べている。

11章　光感受性発作の予後

　Jeavonsら[79]は光感受性者86例の2～23年間（平均：9.8±4.8年）にわたる予後調査を行った。55例にPPRは存続せず，18例にPPRの軽度残存，13例はPPRの存続という結果から，PPRは思春期に現われ，24歳前後に大半は消失すると結論した。しかしその8年後の再調査を見ると，抗てんかん薬を服用していない46例中32例（平均年齢：27.7±10.6歳）にPPRが認められ，抗てんかん薬服用下の54例中31例（平均年齢：26.9±4.5歳）にPPRが出現していた。

　Regesta & Tanganelli[129]は22～32歳の光感受性てんかん者53例を3群に分類して予後を調査した。

　1群：純粋光感受性てんかん8例
　2群：光感受性発作と自発発作のある32例
　3群：PPRと自発発作のある13例

　予後調査の期間：6～14年（平均11.3±3.5年）。1群の予後は最良であり，平均年齢が22歳で発作とPPRは完全に消失した。2群は平均年齢が24.3歳で75%に発作の消失，25.7歳で68%にPPRの消失，3群は24.4歳で79.2%にPPRの消失が認められた。

　われわれはPPRを伴う31例（男性：8例；女性：23例）のてんかん者について，予後調査を行った[195]。PPRは視覚刺激装置SLS-5100を使って誘発されたものであり，初回検査時の平均年齢は14.4±5.2歳，全例が抗てんかん薬を服用しており，調査期間の平均は4.6±2.8年であった。

　表11-1は，てんかん症候群分類（1989）に基づいて31例を分類し，PPRを消失：7例（23%）；改善：9例（29%）；不変：15例（48%）に分けて示したものである。この調査でも，抗てんかん薬（おもにVPA）の服用によって発作は抑制されていながらPPRがまれならず出現している。PPRの有無の判定に留まらず，1-4型の分類など，詳しいPPRの分析を踏まえ，てんかん症候群分類（表11-1参照）を盛り込んだ光感受性てんかんの予後調査は，今後に残された研究課題であろう。

　図11-1は，小児欠神てんかん者に伴ったPPRの経時的（9歳，12歳，27歳）変化である。初回記録時，PPRは3Hzの律動であるが，2～3回目の記録ではそれぞれ4Hz，6～7Hzの律動へ経時的変化をした。本症例は12歳以降，欠神発作はない。発作症状と光感受性の双方に関する並行した予後調査は，光感受性てんかんの理解をさらに深めるに違いない。

表11-1　てんかん症候群分類（1989）に基づいたPPRを伴うてんかん群の予後[195]

てんかん症候群分類	PPRの変化			
	消失	改善	不変	計
覚醒時大発作てんかん	3	3	6	12
若年ミオクロニーてんかん	2	2	4	8
小児欠神てんかん	1	1	2	4
側頭葉てんかん	1	2	1	4
熱性けいれん	0	1	2	3
計	7	9	15	31

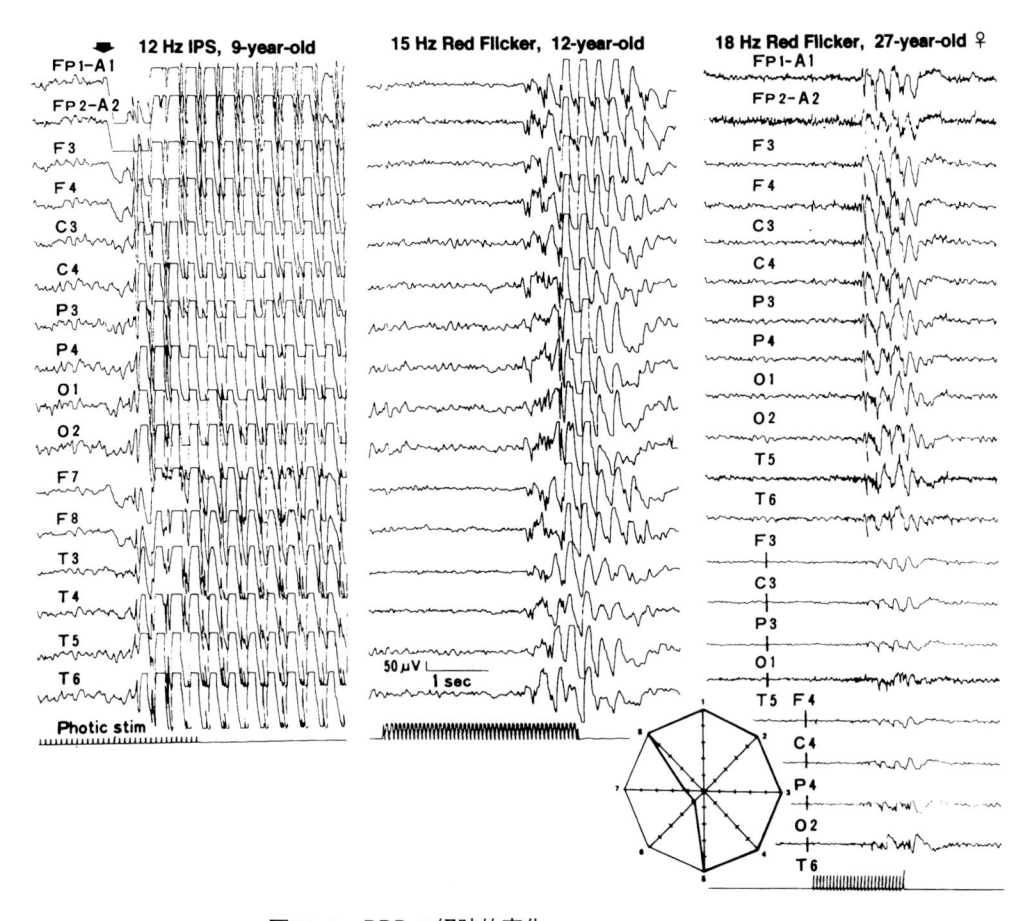

図11-1 PPRの経時的変化
　症例（女性）は PPR を伴った小児欠神てんかん者。右下はレーダー・チャート。本症例は赤点滅の周辺と全視野刺激に感受性を示したが，図形点滅による PPR の賦活はない。左は閃光刺激後の閉眼，中は視覚刺激装置 SLS-5100 による赤点滅の全視野刺激，右は正方形型ストロボフィルターによる赤点滅の全視野刺激によって誘発された PPR である。

12章　結　語

　低輝度視覚刺激による脳波検査は，①点滅，②図形，③赤の3要因をいずれも10〜30 cd/m²の同一輝度に保ち，①-③の単独とその組み合わせ刺激による検査方法である。円形型ストロボフィルター法はそのために便利な手技であり，図形点滅と赤点滅はPPRを高率に誘発することから，光感受性発作の脳波診断に威力を発揮する。この低輝度視覚刺激による検査法を駆使して得られた独自のデータから，光感受性てんかんに関する多面的考察を試みた。

　関わりの深かった「電子ゲーム誘発発作」と「ポケモン発作」については，やや詳しく記述した。その頃，筆者は光感受性発作に対する新たな防止策を模索中であったが，折しも点滅自動逓減装置（NEC）に関する共同開発の提案があり，既述した期待の好結果を挙げることができた。1日も早い実用化の到来を祈念する。

　本書が光感受性てんかんの理解に少しでも役立つことを願って，筆を擱く。

文　献

1) 相川　博, 榎日出夫, 友田靖子, 高田弘幸, 山内俊雄. アニメ番組「ポケットモンスター」視聴中に発作性症状を呈した人の追跡調査. てんかん研究 2000；18：195-203.

2) Allison T, Begleiter A, McCarthy G, Roessler E, Nobre AC, Spencer DD. Electrophysiological studies of color processing in human visual cortex. Electroencephalogr Clin Neurophysiol 1993；88：343-55.

3) Aoki Y. A clinical-electroencephalographic study on photosensitive epilpsy, with spcial reference to visual evoked potential. Folia Psychiat Neurol Jpn 1969；23：103-19.

4) 青木恭規. 視覚誘発電位に及ぼす色彩・図形の影響. 臨床脳波 1976；18：39-46.

5) Aso K, Watanabe K, Negoro T, Furune A, Takahashi I, Yamamoto N, Nomura K. Photosensitive partial seizure：the origin of abnormal discharges. J Epilepsy 1988；1：87-93.

6) Badinad-Hubert N, Bureau M, Hirsch E, Masnou P, Nahum L, Parain D, Naquet R. Epilepsies and video games：results of a multicentric study. Electroencephalogr Clin Neurophysiol 1998；107：422-7.

7) Bender MD, Shanzer S. Oculomotor pathways defined by electric stimulation and brain stem lesions in the monkey. In：Bender MB, ed. The oculomotor system. New York：Harper & Row, 1964：81-140.

8) Bickford RG, Daly D, Keith HM. Convulsive effects of light stimulation in children. Am J Dis Child 1953；86：170-83.

9) Bickford RG, Klass DW. Sensory precipitation and reflex mechanisms. In：Jasper HH, Ward AA, Pope A, eds. Basic mechanisms of the epilepsies. Boston：Little, Brown, 1969：543-64.

10) Binnie CD, Estevez O, Kasteleijn-Nolst Trenité DGA, Peters A. Colour and photosensitive epilepsy. Electroencephalogr Clin Neurophysiol 1984；58：387-91.

11) Binnie CD, Findlay J, Wilkins AJ. Mechanisms of epileptogenesis in photosensitive epilepsy implied by the effects of moving patterns. Electroencephalogr Clin Neurophysiol 1985；61：1-6.

12) Binnie CD, Kasteleijn-Nolst Trenité DGA, De Korte R. Photosensitivity as a model for acute antiepileptic drug studies. Electroencephalogr Clin Neurophysiol 1986；63：35-41.

13) Binnie CD, Darby CE, Kasteleijn-Nolst Trenité DGA, Wilkins, AJ. Photosensitive epilepsy：clinical features. In：Beaumanoir A, Gastaut H, Naquet R, eds. Reflex seizures and reflex epilepsies. Gèneve：Editions Médicine et Hygiène, 1989：163-70.

14) Binnie CD, Jeavons PM. Photosensitive epilepsies. In：Roger J, Bureau M, Dravet C, Dreifuss FE, Perret A, Wolf P, eds. Epileptic syndromes. London：John Libbey,1992：299-305.

15) Binnie CD. Electroencephalography. In：Laidlaw, J, Richens A, Chadwick D eds. A textbook of epilepsy. Edinburgh：Churchill Livingstone, 1993；277-348.

16) Binnie CD, Harding GFA, Richens A, Wilkins A. Video games and epileptic seizures－a consensus statement. Seizure 1994；3：245-6.

17) Binnie CD. Simple reflex epilepsies. In：Engel J Jr, Pedley TA eds. Epilepsy：a comprehensive textbood. Philadelphia：Lippencott-Raven；1998：2489-505.

18) Binnie CD, Wilkins AD. Visually induced seizures not caused by flicker (intermittent light stimulation). In：Zifkin BG, Andermann F, Beaumanoir A, Rowan AJ, eds. Reflex epilepsies and reflex

seizures (Advances in neurology 75). Philadelphia : Lippincott-Raven, 1998 : 123-38.
19) Blume WT, Wiebe S. Occipital lobe epilepsies. In : Williamson PD, Siegel AM, Roberts DW, Thadani VM, Gazzaniga MS, eds. Neocortical epilepsies (Advances in neurology 84), Philadelphia : Lippincott Williams & Wilkins, 2000 : 173-87.
20) Brausch CC, Ferguson JH. Color as factor in light-sensitive epilepsy. Neurology 1965 ; 15 : 154-64.
21) Brinciotti M, Matricardi M, Pellicia A, Trasatti G. Pattern sensitivity and photosensitivity in epileptic children with visually induced seizures. Epilepsia 1994 ; 35 : 842-9.
22) Burrow C, Betts T, Greenhill L. Effect of levetiracetam on photoparosysmal responses in the EEG. Epilepsia 2001 ; 42 (suppl 7) : 24.
23) Carterette EC, Symmes D. Color as an experimental variable in photic stimulation. Electroencephalogr Clin Neurophysiol 1952 ; 4 : 289-96.
24) Celesia GG. Evoked potential techniques in the evaluation of visual function. J Clin Neurophysiol 1984 ; 1 : 55-76.
25) Chatrian GE, Lettich E, Miller LH, Green JR. Pattern-sensitive epilepsy. 1. An electrographic study of its mechanisms. Epilepsia 1970 ; 11 : 125-49.
26) Chatrian GE, Lettich E, Miller LH, Green JR, Kupfer C. Pattern-sensitive epilepsy. 2. Clinical changes, tests of responsiveness and motor output, alterations of evoked potentials and therapeutic measures. Epilepsia 1970 ; 11 : 151-62.
27) Commission on Classification and Terminology of the ILAE (1985). Proposal for classification of epilepsies and epileptic syndromes. Epilepsia 1985 ; 26 : 268-78.
28) Commission on Classification and Terminology of the International League Against Epilepsy. Proposal for revised classification of epilepsies and epileptic syndromes. Epilepsia 1989 ; 30 : 389-99.
29) Coul BM, Pedley TA. Intermittent photic stimulation : clinical usefulness of nonconvulsive responses. Clin Neurophysiol 1978 ; 44 : 353-63.
30) Crighel E. The EEG activating phenomenon on closing the eyes. Electroencephalogr Clin Neurophysiol 1963 ; 15 : 530-40.
31) Crosby EC, Humphrey T, Lauer EW. Correlative anatomy of the nervous system. New York : Macmillan, 1962 : 485-8.
32) Daneshmend TK, Campbell MJ. Dark warrior epilepsy. Br Med J 1982 ; 284 : 1751-2.
33) Darby CE, Wilkins AJ, Binnie CD, De Korte RA. Routine testing for pattern sensitivity. J Electrophysiol Technol 1980 ; 6 : 202-10.
34) De Marco P, Ghersini L. Video games and epilepsy. Dev Med Child Neurol 1985 ; 27 : 519-21.
35) 電子ゲーム誘発発作に関する国内研究班. ESGS 国内共同研究会報告書：電子ゲームに関する研究. ヨーコー印刷 1999.
36) Doose H, Gerken H, Hien-Voelpel KF, Völzke E. Genetics of photosensitive epilepsy. Neuropädiatrie 1969 ; 1 : 56-73.
37) Doose H, Waltz S. Photosensitivity−genetics and clinical significance. Neuropediatrcs 1993 ; 24 : 249-55.
38) Eeg-Olofsson O, Petersen I, Sellden U. The development of the electroencephalogram in normal children from the age of 1 through 15 years : paroxysmal activity. Neuropädiatrie 1971 ; 2 : 375-404.

39) Estevez O, Spekreijse H. The 'silent substitution' method in visual research. Vision Res 1982 ; 22 : 681-91.

40) Estevez O, Spekreijse H, Van Dalen JTW, Verduyn Lunel HFE. The oscar color vision test : theory and evaluation (objective screening of color anomalies and reductions). Amer J Optom Physiol Opt 1983 ; 60 : 892-901.

41) Farnarier G, Bureau M, Manchini J, Régis H. Étude des potentials évoqués multimodalitaire dans les épilepsies partielles de l'enfant. Neurophysiol Clin 1988 ; 18 : 243-54.

42) Ferrie CD, De Marco P, Grunewald RA, Giannakodimos S, Panayiotopoulos CP. Video-game induced seizures. J Neurol Neurosurg Psychiatry 1994 ; 57 : 925-31.

43) 福迫俊弘, 山本　清, 高瀬良孝, 野垣　宏, 松森満紀. ファミリーコンピューターゲームにより両鼻側視野欠損発作を呈した反射てんかんの一症例. 臨床神経学 1990 ; 30 : 540-3.

44) 福山幸夫. 反射てんかん. 原　俊夫, 平井富雄, 福山幸夫編. てんかんの臨床と理論. 東京：医学書院, 1974 : 198-229.

45) 福山幸夫, 舟塚　真, 藤田倫成, 石井のぞみ, 白川清吾, 大沢真木子. テレビアニメ「ポケットモンスター」健康被害事件をどのように理解するか？−アプローチの第1報−. 小児科臨床 1999 ; 52 : 7-14.

46) Funatsuka M, Fujita M, Shirakawa S, Oguni H, Osawa M. Study on photo-pattern sensitivity in patients with electronic screen game-indudced seizures (ESGS) : effects of spatial resolution, brightness, an pattern movement. Epilepsia 2001 ; 42 : 1185-97.

47) Fylan F, Harding GFA, Edson AS, Webb RM. Mechanisms of video-game epilepsy. Epilepsia 1999 ; 40 (suppl 4) : 28-30.

48) Fylan F, Edson AS, Harding GFA. Clinical significance of EEG abnormalities during photic stimulation in patients with photosensitive epilepsy. Epilepsia 1999 ; 40 : 370-2.

49) Gastaut H, Tassinari CA. Triggering mechanisms in epilepsy : the elctroclinical point of view. Epilepsia 1966 ; 7 : 85-138.

50) Glista GG, Frank HG, Tracy FW. Video games and seizures. Arch Neurol 1983 ; 40 : 588.

51) Gobbi G, Burno S, Mainetti A, Parmeggiani A, Tullini A, Salvi F, Tassinari CA. Eye closure seizures. In : Beaumanoir A, Gastaut H, Naquet R, eds. Reflex seizures and reflex epilepsies . Genéve : Editions Médicine & Hygiène, 1989 : 181-91.

52) Graf WD, Chatrian G-E, Glass ST, Knauss TA. Video game-related seizures : a report on 10 patients and a reiew of the literature. Pediatrics 1994 ; 93 : 551-6.

53) Green J. Some observations on lambda waves and peripheral stimulation. Electroencephalogr Clin Neurophysiol 1957 ; 9 : 691-704.

54) Green JB. Seizures on closing the eyes. Neurology 1968 ; 18 : 391-6.

55) Guerrini R, Ferrari AB, Battaglia A, Salvadori P, Bonanni P. Occipitotemporal seizures with ictus emeticus induced by intermittent photic stimulation. Neurology 1994 ; 44 : 253-9.

56) Guerrini R, Dravet C, Genton P, Bureau M, Bonanni P, Ferrari AR, Roger J. Idiopathic photosensitive occipital lobe epilepsy. Epilepsia 1995 ; 36 : 883-91.

57) Guerrini R, Bonanni P, Parmeggiani L, Thomas P, Mattia D, Harvey AS, Duchowny MS. Induction of partial seizures by visual stimulation. In : Zifkin BG, Andermann F, Beaumanoir A, Rowan AJ, eds. Reflex epilepsies and reflex seizures (Advances in neurology 75), Philadelphia : Lippincott-Raven,

1998 : 159-78.

58) Gumnit RJ, Niedermeyer E, Spreen O. Seizure activity uniquely inhibited by patterned vision. Arch Neurol 1965 ; 13 : 363-8.

59) Harding GFA, Jeavons PM. Photosensitive epilepsy. New Edition. London : Mac Keith Press, 1994.

60) Harding GFA. TV can be bad for your health. Nat Med 1998 ; 4 : 265-7.

61) Harding GFA, Fylan F. Two visual mechanisms of photosensitivity. Epilepsia 1999 ; 40 : 1446-51.

62) Harding GFA, Harding PF. Televised material and photosensitive epilepsy. Epilepsia 1999 ; 40 (suppl 4) : 65-9.

63) Hart EJ. Nintendo epilepsy. N Eng J Med 1990 ; 322 : 1473.

64) 服部春生, 樋口嘉久, 辻 雅弘, 古庄巻史. 自己誘発図形過敏てんかんの1例. てんかん研究 1998 ; 16 : 127-31.

65) Hishikawa Y, Yamamoto J, Furuya E, Yamada Y, Miyazaki K, Kaneko Z. Photosensitive epilepsy : relationships between the visual evoked responses and the epilptiform discharges induced by intermittent photic stimulation. Electroencephalogr Clin Neurophysiol 1967 ; 23 : 320-34.

66) Homma S, Musha T, Nakajima Y, Okamoto, Y, Blom S, Flink R, Hagbarth K-E, Moström U. Location of electric current sources in the human brain estimated by the dipole tracing method of the scalp-skull-brain (SSB) head model. Electroencephalogr Clin neurophysiol 1994 ; 91 : 374-82.

67) Hubel DH. Eye, brain, and vision. New York : Scientific American Library, 1987.

68) Hubel DH, Wiesel TN. Receptive fields and functional architecture of monkey striate cortex. J Physiol (Lond) 1968 ; 195 : 215-43.

69) 市川忠彦, 大高 忠, 福沢 等, 矢野和之, 山田量三. 閉瞼で誘発される眼瞼ミオクロニー発作の1症例. 精神神経 1978, 80 : 89-103.

70) 今井克美, 大谷和正. 乳児重症ミオクロニーてんかん. 清野昌一, 大田原俊輔編. てんかん症候群. 東京 : 医学書院, 1998 : 362-77.

71) Inoue Y, Seino M, Kubota H, Yamakaku K, Tanaka M. Epilepsy with praxis-induced seizures. In : Wolf P, ed. Epileptic seizures and syndromes. London : John Libbey ; 1994 : 81-91.

72) Inoue Y, Fukao K, Araki T, Yamamoto S, Kubota H, Watanabe Y. Photosensitive and nonphotosensitive electronic screen game-induced seizures. Epilepsia 1999 ; 40 (suppl 4) : 8-16.

73) Inoue K, Mimori Y, Harada T, Oshita T, Kumagai R, Nakamura S. The relationship between photosensitive temporal lobe epilepsy and eye closure activity. Seizure 2000 ; 9 : 347-51.

74) Ishihara M. Versuch einer Deutung der photoelektrischen Schwankungen am Froschauge. Pflügers Arch Gen Physiol 1906 ; 124 : 569-618.

75) 石井光子, 杉田克生, 中島祥夫, 新美仁男. 三層 (頭皮, 頭蓋骨, 脳組織) 頭部モデル双極子追跡法による光突発反応の発現に関与する脳内電源推定の試み. てんかん研究 1997 ; 15 : 172-7.

76) 岩井栄一. 視覚系の解剖と機能. 高橋剛夫, 黒岩義之偏. 視覚と脳波の臨床. 東京 : 新興医学出版社, 1995 : 1-16.

77) Jabbari B, Russo MB, Russo ML. Electroencephalogram of asymptomatic adult subjects. Electroencephalogr Clin Neurophysiol 2000 ; 111 : 102-5.

78) Jayakar P, Chiappa KH. Clinical correlations of photoparoxysmal response. Electroencephalogr Clin Neurophysiol 1990 ; 75 : 251-4.

79) Jeavons PM, Bishop A, Harding GFA. The prognosis of photosensitivity. Epilepsia 1986；27：569-75.
80) Jeavons PM. Eyelid myoclonia and absences：the history of the syndrome. In. Duncan JS, Panayiotopoulos CP, eds. Eyelid myoclonica with absences. London：John Libbey, 1996：13-5.
81) 金子　裕, 真柳佳昭. 後頭葉てんかん. 清野昌一, 大田原俊輔. てんかん症候群. 東京：医学書院, 1998：141-9.
82) Kasteleijn-Nolst Trenité DGA. Photosensitivity in epilepsy：electrophysiological and clinical correlates. Acta Neurol Scand Suppl 1989；80（suppl 125）：80-149.
83) Kasteleijn-Nolst Trenité DGA, Martins da Silva A, Ricci S, Binnie CD, Rubboli G, Tassinari CA, Segers JP. Video-game epilepsy：a European study. Epilepsia 1999；40（suppl 4）：70-4.
84) Kasteleijn-Nolst Trenité DGA, Binnie CD, Harding GFA, Wilkins A. Photic stimulation：standardization of screening methods. Epilepsia 1999；40（suppl 4）：75-9.
85) Kasteleijn-Nolst Trenité DGA, Guerrini R, Binnie CD, Genton P. Visual sensitivity and epilepsy：a proposed terminology and classification for clinical and EEG phenomenology. Epilepsia 2000；42：692-701.
86) 片岡憲章, 山内俊雄, 平林良登. 閉瞼で誘発されるてんかん発作とその発作誘発機序. 臨床神経 1978：220-5.
87) Klass DW. Pattern activation of seizures. In：Lüders HO, Noachtar S. Epileptic seizures：pathophysiology and clinical semiology. New York：Churchill Livingstone, 2000：598-608.
88) Kohno C, Terasaki T, Matsuda M, Ohtsuka Y, Yamatogi Y, Oka E, Ohtahara S. Epilepsies with seizure discharges incduced by eye closure. In：Wolf P, Dam M, Janz D, Dreifuss FE, eds. Advances in epileptology 16, New York, Raven Press 1987：251-3.
89) Kooi KA, Eckman HG, Thomas MH. Observations on the response to photic stimulation in organic cerebral dysfunction. Electroencephalogr Clin Neurophysiol 1957；9：239-50.
90) 黒岩義之. 視覚誘発電位. 高橋剛夫, 黒岩義之編. 視覚と脳波の臨床. 東京：新興医学出版社, 1995：38-57.
91) Lehtonen JB, Lehtinen I. Alpha rhythm and uniform visual field in man. Electroencephalogr Clin Neurophysiol 1972；32：139-47.
92) Leijten FSS, Dekker E, Spekreijse H, Kasteleijn-Nolst Trenité DGA, Van Emde Boas W. Light diffusion in photosensitive epilepsy. Electroencephalogr Clin Neurophysiol 1998；106：387-91
93) Livingston S. Comments of a study of light-induced epilepsy in children. Amer J Dis Child 1952；83：409.
94) Livingstone MS, Hubel D. Segregation of form, colour, movement and depth：anatomy, physiology and perception. Science 1988；240：740-9.
95) Long-term Planning Committee of the Japanese Epilepsy Society. A monster seized Japanese children at the end of 1997. Epilepsia 1999；40（suppl 2）：274-5.
96) Luech CJ, Zeki S, Friston KJ, Deiber M-P, Cope P, Cunningham VJ, Lammertsma AA, Kennard C, Frackowiak RSJ. The colour centre in the cerebral cortx of man. Nature 1989；340：386-389.
97) Maeda Y, Kurokawa T, Sakamoto K, Kitamoto I, Ueda K, Tashima S. Electroclinical study of video-game epilepsy. Dev Med Child Neurol 1990；32：493-500.
98) Maffei L. Electroretinographic and visual cortical potentials in response to alternating gratings. Ann NY Acad Sci 1982；388：1-10.
99) 丸山和子, 丸山　博. 光に過敏なてんかんについて. 神経進歩 1968；12：537-55.
100) 松岡洋夫, 斉藤秀光, 布施裕二, 松江克彦, 佐藤光源. てんかん類型と光過敏性について. 脳波と筋電図 1989；

17 : 71.
101) 松岡洋夫. 神経心理学的脳波賦活. 最新臨床脳波学. 佐藤光源, 松岡洋夫編. 東京：朝倉書店, 1993：344-52.
102) Matsuoka H, Takahashi T, Sasaki M, Matsumoto K, Yoshida S, Numachi Y, Saito H, Ueno T, Sato M. Neuropsychological EEG activation in patients with epilepsy. Brain 2000；123：318-30.
103) Medina C, Leston J. Photosensitive epilepsy：electrophysiological aspects. Medicina 1990；50：9-15
104) Mikami M, Yasuda T, Terao A, Nakamura M, Ueno S, Tanabe H, Tanaka T, Onuma T, Goto Y, Kaneko S, Sano A. Localization of a gene for benign adult familial myoclonic epilepsy to chromosome 8 q 23. 3-q 24.1. Am J Hum Genet 65：745-51.
105) Miller NR, Newman NJ. The essentials：Walsh & Hoyt's clinical ophthalmology, 5 th ed. Baltimore：Williams & Wilkins, 1999：22-3.
106) Millet CJ, Fish DR, Thompson PJ, Johnson A. Seizures during video-game play and other common leisure pursuits in known epilepsy patients without visual sensitivity. Epilepsia 1999；40 (suppl 4)：59-64.
107) Moruzzi G, Magoun HW. Brain stem reticular formation and activation of the EEG. Elctroencephalogr Clin Neurophysiol 1949；1：455-86.
108) Mulholland TB, Peper EP. Occipital alpha and accommodative vergence, pursuit tracking, and fast eye movements. Psychophysiol 1971；8：556-75.
109) 村中秀樹, 長利伸一, 児島 雅, 小出信雄, 塩谷睦子. テレビゲームによる発作を主訴とするてんかん4例について. 臨床脳波 1992；34：131-3.
110) Naquet R, Fergersten L, Bert J. Seizure discharge localized to the posterior cerebral regions in man, provoked by intermittent photic stimulation. Electroencephalogr Clin Neurophysiol 1960；12：305-16.
111) Naquet RG, Valin A. Experimental models of reflex epilepsy. In：Zefkin BG, Andermann F, Beaumanoir A, Rowan AJ eds, Reflex epilepsies and reflex seizures (Advances in neurology 75), Philadelphia：Lippincott-Raven, 1998：15-28.
112) Newmark ME, Penry JK. Photosensitivity and epilepsy：a review. New York：Rven Press, 1979.
113) 日本視覚学会編. 視覚情報処理ハンドブック. 東京：朝倉書店, 2000.
114) Nomura M. A comfortable brain-interface to video displays. Neural Networks 1999；12：347-54.
115) Nomura M, Takahashi T. The Pokemon incident. Information Display 1999；15 (8)：26-7.
116) Nomura M, Takahashi T, Kamijo K, Yamazaki T. A new adaptive temporal filter：application to photosensitive epilepsy patients. Psychiatry Clin Neurosci 2000；54：685-90.
117) 大熊輝雄. 臨床脳波学. 第5版. 東京：医学書院, 1999.
118) 大沼悌一. 進行性ミオクローヌスてんかんとその近縁疾患－病態と診断：遺伝子診断ならびに神経生理学的の最近の進歩を中心として－. てんかん研究 1999；17：153-72.
119) 大谷克己. 視覚系. 岡本道雄, 草間敏夫編. 脳の解剖学. 東京：朝倉書店, 1970：439-55.
120) 大山 正. 知覚. 大山 正編. 講座心理学第4巻. 東京：東京大学出版会, 1970：26.
121) Panayiotopoulos CP. Effectiveness of photic stimulation on various eye-states in photosensitive epilepsy. J Neurol Sci 1974；23：165-73.
122) Panayiotopoulos CP. Difficulties in differentiating migraine and epilepsy based on clinical and EEG findings. In：Andermann F, Lugaresi E, eds. Migraine and epilepsy. Boston：Butterworths；1987：31-46.

123) Panayiotopoulos CP. Fixation-off sensitive epilepsies : clinical and EEG characteristics. In : Wolf P, ed. Epileptic seizures and syndromes. London : John Libbey, 1994 : 55-66.

124) Panayiotopoulos CP. Fixation-off, scotosensitive, and other visual-related epilepsies. In : Zifkin BG, Andermann F, Beaumanoir A, Rowan AJ, eds. Reflex epilepsies and related seizures (Advances in neurology 75), Philadelphia : Lippincott-Raven, 1998 : 139-57.

125) Penfield WP, Jasper H. Epilepsy and the functional anatomy of the human brain. Boston : Little Brown, 1954 : 27-8.

126) Porciatti V, Bonanni P, Fiorentini, A, Guerrini R. Lack of cortical contrast gain control in human photosensitive epilepsy. Nat Neurosci 2000 ; 3 : 259-63.

127) Quirk JA, Fish DR, Smith SJM, Sander JWAS, Shorvon SD, Allen PJ. First seizures associated with playing electronic screen games : a community-based study in Great Britain. Ann Neurol 1995 ; 37 : 733-7.

128) Regan D. Human brain electrophysiology : evoked potentials and evoked magnetic fields in science and medicine. Amsterdam : Elsevier, 1989.

129) Regesta G, Tanganelli P. The evolution and prognosis of photosensitive epilepsies : a study of 53 patients. In : Beaumanoir A, Gastaut H, Naquet R, eds. Reflex seizures and reflex epilepsies. Genève : Editions Médicine & Hygiène, 1989 : 175-7.

130) Reilley EL, Peters JF. Relationship of some varieties of electroencephalographic photosensitivity to clinical convulsive disorders. Neurology 1973 ; 23 : 1050-7.

131) Ricci S, Vigevano F. Occipital seizures provoked by intermittent light stimulation : ictal and interictal findings. J Clin Neurophysiol 1993 ; 10 : 197-209.

132) Ricci S, Vigevano F, Manfredi M, Kasteleijn-Nolst Trenité DGA. Epilepsy provoked by television and video games : safety of 100-Hz screens. Neurology 1998 ; 50 : 790-3.

133) Ricci S, Vigevano F. The effect of video-game software in video-geme epilepsy. Epilepsia 1999 ; 40 (suppl 4) : 31-7.

134) Robinson LJ. Induction of seizures by closing of the eyes or by ocular pressure in a patient with epilpsy. J Nerv Ment Dis 1939 ; 90 : 333-6.

135) Rodin E. The clinical use of EEG topography. In : Niedermeyer E, Lopes da Silva F, eds. Electroencephalography : basic principles, clinical applications and related fields. 4 th ed. Baltimore : Williams & Wilkins, 1999 : 1190-214.

136) Rushton DN. "Space invader" epilepsy. Lancet 1981 ; 1 : 501.

137) 斉藤　博. 後頭葉および周辺大脳損傷時の視覚機能異常. 視覚と脳波の臨床. 高橋剛夫, 黒岩義之編, 東京：新興医学出版社, 1995：67-80.

138) 佐藤雅久, 石塚利江, 阿部時也, 渡辺　透, 小田良彦. テレビゲームで誘発されたてんかん7例の臨床的観察. 新潟市民病院医誌 1990；11：53-8.

139) 佐藤時治郎, 一條貞雄. てんかん患者における眼開閉を併用した閃光刺激法. 臨床脳波 1964；6：147-56.

140) Scott DF, Groethuysen UC, Bickford RG. Lambda responses in the human electroencephalogram. Neurology 1967 ; 17 : 770-8.

141) 清野昌一. テレビゲームてんかん. 学士会会報 1996；811：114-9.

142) Shanzer S, April R, Atkin A. Seizures induced by eye deviation. Arch Neurol 1965 ; 13 : 621-6.

143) Shirakawa S, Funatsuka M, Osawa M, Fujita M, Oguni H. A study of the effect of color photostimulation from a cathode-ray tube (CRT) display on photosensitive patients : the effect of alternating red-cyan flicker stimulation. Epilepsia 2001；42：922-9.
144) Soso MJ, Lettich E, Belgum JH. Pattern-sensitive epilepsy. I：A demonstration of a spatial frequency selective epileptic response to gratings. Epilepsia 1980；21：301-12.
145) Takada H, Aso K, Watanabe K, Okumura A, Negoro T, Ishikawa T. Epileptic seizures induced by animated cartoon, "Pocket Monster". Epilepsia 1999；40：997-1002.
146) 高橋剛夫, 佐々木政一. 図形過敏性－その賦活手技と臨床・脳波所見－. 臨床脳波 1971；13：727-732.
147) 高橋剛夫, 塚原保夫. 色刺激により誘発されるてんかん. 臨床脳波 1972；14：55.
148) 高橋剛夫, 塚原保夫. 赤色刺激による脳波賦活. 医学のあゆみ 1972；83：25-6.
149) 高橋剛夫. 視覚性てんかんの研究－1. On・Off賦活と臨床・脳波所見－. 臨床神経 1973；13：156-65.
150) 高橋剛夫. 視覚性てんかんの研究－2. Off-PS賦活と臨床・脳波所見－. 臨床神経 1973；13：689-96.
151) 高橋剛夫, 塚原保夫. 視覚性てんかんの研究－3. 赤色点滅刺激賦活と臨床・脳波所見－. 臨床神経 1973；13：697-704.
152) 高橋剛夫. 視覚性てんかんの研究－4. 図形賦活と臨床・脳波所見－. 臨床神経学 1974；14：479-88.
153) 高橋剛夫, 塚原保夫. 要素別視覚刺激による脳波賦活－視覚性てんかんを中心として－. 精神医学 1974；16：133-43.
154) 高橋剛夫. 各種刺激に対する脳波の反応. 島園安雄, 喜多村孝一, 大友英一編. 脳波アトラス1. 東京：文光堂, 1974：157-93.
155) 高橋剛夫. 眼球運動型眼性てんかんの3例. 脳と神経 1975；27：219-24.
156) Takahashi T, Tsukahara Y. Generalized paroxysmal discharges induced by visual stimuli and eye movements. Tohoku J Exp Med 1975；115：1-10.
157) Takahashi T. Photoconvulsive response and disposition. Folia Psychiatr Neurol Jpn 1976, 30：349-56.
158) 高橋剛夫. 眼瞼・眼球運動による脳波賦活. 臨床脳波 1976；18：334-44.
159) 高橋剛夫. 眼性刺激による脳波賦活と眼性てんかん. 精神医学 1976；18：720-39.
160) 高橋剛夫. 脳波に及ぼす固視点と全体野の影響. 脳と神経 1976；28：95-103.
161) Takahashi T, Tsukahara Y. Influence of color on the photoconvulsive response. Electroencephalogr Clin Neurophysiol 1976；41：124-36.
162) 高橋剛夫. 点滅・赤色・図形を使った視覚刺激で脳波を賦活. Nikkei Medical 1977；11：137.
163) Takahashi T. EEG activation by ophthalmic stimulation of the epileptic foci in the frontal and occipital lobes. Folia Psychiat Neurol Jpn 1978；32：348-9.
164) Takahashi T, Okuma T. High amplitude photic driving evoked by red-flicker and flickering-pattern. In : Ito M, ed. Integrative control functions of the brain. Tokyo：Kohdansha Scientific, 1978：96-8
165) Takahashi T, Tsukahara Y. Influence of red light and pattern on photic driving. Tohoku J Exp Med 1979；127：45-52
166) Takahashi T, Matsuoka H, Okuma T. Photic driving evoked by a flickering pattern in human adults. In : Ito M, ed. Integrative control functions of the brain. Tokyo：Kohdansha Scientific, 1979：88-9.
167) 高橋剛夫, 宮腰　孝. 近見反応によって頭頂部優位のθ波が誘発されたてんかんの1症例. 臨床脳波 1979；21：580-2.
168) Takahashi T, Tsukahara Y. Photoconvulsive response induced by use of "visual stimulator". Tohoku

J Exp Med 1980 ; 130 : 273-81.
169) Takahashi T, Tsukahara Y, Kaneda S. EEG activation by use of stroboscope and visual stimulator SLS-5100. Tohoku J Exp Med 1980 ; 130 : 403-9.
170) Takahashi T, Tsukahara Y, Kaneda S. Influence of pattern and red color on the photoconvulsive response and the photic driving. Tohoku J Exp Med 1981 ; 133 : 129-37.
171) 高橋剛夫, 松岡洋夫. 視覚性てんかんに関する考察. 精神医学 1981 ; 23 : 671-681.
172) Takahashi T. Precipitation of photosensitive epileptic seizures. In : Akimoto H, Kazamatsuri H, Seino M, Ward A, eds. Advances in epileptology : XIIIth epilepsy international symposium. New York : Raven Press, 1982 : 255-9.
173) 高橋剛夫, 松岡洋夫, 佐々木政一, 厨川和哉. 脳波賦活法 1. 賦活法の概観. 臨床脳波 1982 ; 24 : 281-8.
174) 高橋剛夫, 松岡洋夫, 佐々木政一, 厨川和哉. 脳波賦活法 2. 眼性刺激による脳波賦活. 臨床脳波 1982 ; 24 : 359-67.
175) 高橋剛夫, 松岡洋夫, 佐々木政一, 厨川和哉. 脳波賦活法 3. 神経心理学的脳波賦活. 臨床脳波 1982 ; 24 : 429-437.
176) Takahashi T. Lateral hemifield Flickering pattern stimulation in a patient with pattern-sensitive epilepsy. Epilepsia 1983 ; 24 : 548-56.
177) Takahashi T. Hemifield red flicker stimulation in a patisent with pattern-senstivie epilepsy. Epilepsia 1984 ; 25 : 223-8.
178) 高橋剛夫. てんかんの成因－神経生理学から. 秋元波留夫, 山内俊雄偏. てんかん学. 東京：岩崎学術出版社 1984 : 433-48.
179) Takahashi T, Tomioka H. Photic driving evoked by hemifield flickering dot pattern stimulation in a patient with brain tumor. Electroencephalogr Clin Neurophysiol 1985 ; 61 : 381-4.
180) 高橋剛夫. 視覚と脳波研究会の発足について. 脳と発達 1986 ; 18 ; 155-56.
181) 高橋剛夫, 厨川和哉, 片岡和義, 新岡寛子. 光過敏てんかんの研究－赤色点滅と点滅水玉図形の各視野刺激に対する脳波反応を中心に. 仙台市立病院医誌 1986 ; 7 : 3-8.
182) 高橋剛夫, 塚原保夫, 金田 聡. 光過敏性てんかん患者における赤色点滅の中心部視野刺激による突発波賦活. 脳波と筋電図 1986 ; 14 : 225-33.
183) 高橋剛夫, 塚原保夫, 金田 聡. 光過敏性てんかん患者における点滅水玉図形の中心部視野刺激による突発波賦活. 脳波と筋電図 1986 ; 14 : 234-41.
184) 高橋剛夫, 塚原保夫. 光駆動に及ぼす加齢と性差の影響. 脳波と筋電図 1988 ; 16 : 321-7.
185) Takahashi T, Kataoka K, Tsukahara Y. Power spectral analysis of photic driving elicited by flickering dot pattern and red flicker stimuli in adult psychiatric outpatients : with special reference to age and gender. Tohoku J Exp Med 1988 ; 156 : 165-73.
186) 高橋剛夫, 塚原保夫, 厨川和哉, 片岡和義, 新岡寛子. 視野別刺激と光駆動. 仙台市立病院医誌 1988 ; 8 : 9-14.
187) Takahashi T. Techniques of intermittent photic stimulation and paroxysmal responses. Amer J EEG Technol 1989 ; 29 : 205-18.
188) 高橋剛夫, 厨川和哉, 片岡和義, 新岡寛子. 視野別視覚刺激で誘発される突発波反応. 1. 中心, 周辺, 全視野刺激. 臨床脳波 1989 ; 31 : 469-73.
189) 高橋剛夫, 厨川和哉, 片岡和義, 新岡寛子, 上墅高志. 視野別視覚刺激で誘発される突発波反応. 2. 半視野刺激（Ⅰ）. 臨床脳波 1989 ; 31 : 509-13.

190) 高橋剛夫, 厨川和哉, 片岡和義, 新岡寛子. 視野別視覚刺激で誘発される突発波反応. 3. 半視野刺激（II）. 臨床脳波 1989；31：609-13.
191) 高橋剛夫, 西川真平, 厨川和哉, 片岡和義, 新岡寛子. 視野別視覚刺激で誘発される光駆動反応－1. 全視野刺激. 臨床脳波 1989；31：677-81.
192) 高橋剛夫, 小沼武英, 厨川和哉, 片岡和義, 新岡寛子. 視野別視覚刺激で誘発される光駆動反応－2. 中心, 周辺刺激. 臨床脳波 1989；31：750-4.
193) 高橋剛夫, 小沼武英, 永渕正昭, 厨川和哉, 片岡和義, 新岡寛子. 視野別視覚刺激で誘発される光駆動反応. 3. 半視野刺激. 臨床脳波 1989；31：809-815.
194) Takahashi T, Kataoka K. Influence of indeloxazine hydrochloride upon photic driving responses elicited by flickering dot pattern and red flicker stimuli in elderly patients. Jpn J Psychiat Neurol 1990；33：709-15.
195) 高橋剛夫, 渡辺修一. 光過敏てんかんの経過. 臨床脳波 1990；32：148-54.
196) Takahashi T, Tsukahara Y. Usefulness of blue sungalsses in photosensitive epilepsy. Epilepsia 1992；33：517-21.
197) 高橋剛夫. 視覚感覚賦活. 佐藤光源, 松岡洋夫編. 最新臨床脳波学. 東京：朝倉書店, 1993：323-44.
198) 高橋剛夫. テレビゲームてんかん－光過敏てんかんとの異同. こころの科学 1993；5：7-11.
199) 高橋剛夫.「テレビゲームてんかん」について. 健康教室 1993；632：90-2.
200) 高橋剛夫. 特異な発作誘発様態をもつてんかん－「テレビゲームてんかん」を中心に－. 精神医学レビュー No.10. 難治てんかん 1994：23-30.
201) 高橋剛夫. テレビゲームとてんかん発作. 臨床検査 1993；37：1361-3.
202) Takahashi T. Pathophysiological mechanisms of photosensitivity in IGEs. In：Malafosse A, Genton P, Hirsch E, Marescaux C, Broglin D, Bernasconi R, eds. Idiopathic generalized epilepsies：clinical, experimental and genetic aspects. London：John Libbey, 1994：305-15.
203) Takahashi T. Comments on fixation-off sensitive epilepsies. In：Wolf P, ed. Epileptic seizures and syndromes. London：John Libbey,1994：63-64.
204) Takahashi T. Chairman's note：with special reference to computer game seizures. Jpn J Psychiat Neurol 1994；48：301.
205) 高橋剛夫.「テレビゲームたんかん」再考. 脳と精神の医学 1995；6：331-41.
206) 高橋剛夫. 視覚刺激による一般脳波検査. 高橋剛夫, 黒岩義之編. 視覚と脳波の臨床. 東京：新興医学出版社, 1995：25-38.
207) 高橋剛夫. 光駆動反応－低輝度の5Hz点滅刺激に対する反応. 高橋剛夫, 黒岩義之編. 視覚と脳波の臨床. 東京：新興医学出版社, 1995：96-106.
208) 高橋剛夫. 一姉妹のてんかん患者にみられた光突発反応. 高橋剛夫, 黒岩義之編. 視覚と脳波の臨床. 東京：新興医学出版社, 1995：187-9.
209) 高橋剛夫, 斉藤 博. Familial essential myoclonus and epilepsy（FEME）と光突発反応. 高橋剛夫, 黒岩義之. 視覚と脳波の臨床. 東京：新興医学出版社, 1995：189-191.
210) 高橋剛夫, 山本克彦, 小沼武英. テレビゲームとてんかん発作－17例の経験から－. 高橋剛夫, 黒岩義之偏. 視覚と脳波の臨床. 東京：新興医学出版社, 1995：251-9.
211) 高橋剛夫, 佐藤周造, 鎗田 勝. 視野別視覚刺激と光突発反応. 検査と技術 1995；23：56-60.
212) 高橋剛夫, 野村泰輔, 村井良道. 光突発反応を伴ったてんかん性頭痛の3症例. 診療と新薬 1995；32：54-9.

213) Takahashi T. Hemi-and quadrant-field visual stimuli in the EEG diagnosis of photosensitive epilepsy. In : Kimura J, Shibasaki H, eds. Recent advances in clinical neurophysiology. Amsterdam : Elsevier, 1996 ; 223-8.

214) 高橋剛夫. 感覚刺激誘発発作. 秋元波留夫, 山内俊雄編. てんかん学の進歩 No.3. 東京：岩崎学術出版社, 1996 ; 98-107.

215) 高橋剛夫. 光過敏てんかんの脳波診断 1. 斜線図形と点滅水玉図形刺激による脳波賦活. 臨床脳波 1996 ; 38 : 49-56.

216) 高橋剛夫. 光過敏てんかんの脳波診断 2. 赤色点滅と閉瞼刺激による脳波賦活. 臨床脳波 1996 ; 38 ; 121-8.

217) 高橋剛夫. 特異な発作誘発様態をもつてんかん. 清野昌一, 大田原俊輔偏. てんかん症候群. 東京：医学書院, 1998 ; 230-242.

218) 高橋剛夫. 感覚誘発発作. 鈴木二郎, 山内俊雄編. 臨床精神医学講座 9. 東京：中山書店, 1998 : 382-8.

219) 高橋剛夫. 低輝度の視野別視覚刺激で誘発される光駆動反応. 臨床脳波 1998 ; 40 : 583-9.

220) Takahashi T, Tsukahara Y. Photoparoxysmal response elicited by flickering dot pattern stimulation and its optimal spatial frequency of provocation. Electroencephalogr Clin Neurophysiol 1998 ; 106 : 40-3.

221) Takahashi T, Tsukahara Y. Photoparoxysmal response evoked by regional visual stimuli in a photosensitive epilepsy patient. In : Koga Y, Nagata K, Hirata K, eds. Brain topography today, Amsterdam : Elsevier, 1998 : 507-11.

222) Takahashi T, Tsukahara. Pocket monster incident and low luminance visual stimuli : special reference to deep red flicker stimulation. Acta Paediatr Jpn 1998 ; 40 : 631-7.

223) 高橋剛夫, 塚原保夫. ポケモン事件とは何だったのか. 脳と精神の医学 1998 ; 9 : 177-90.

224) Takahashi T, Kamata K, Tsukahara Y. High-amplitude photic driving response and occipital lobe epilepsy. In : Hashimoto, I, Kakigi R, Barber C, eds. Recent advances in human neurophysiology. Amsterdam : Elsevier, 1998 : 565-9.

225) Takahashi T. Activation methods. In : Niedermeyer E, Lopes da Silva F, eds. Electroencephalography : basic principles, clinical applications and related fields. 4 th ed. Baltimore : Williams & Wilkins, 1999 : 261-284.

226) 高橋剛夫. テレビ映像と光感受性発作－その脳波診断と防止策－. 東京：新興医学出版社, 1999.

227) Takahashi T, Nakasato N, Yokoyama H, Tsukahara Y. Low-luminance visual stimuli compared with stroboscopic IPS in eliciting PPR in photosensitive patients. Epilepsia 1999 ; 40（suppl 4）: 44-9.

228) Takahashi T, Tsukahara Y, Nomura M, Matsuoka H. Pokemon seizures. Neurol J Southeast Asia 1999 ; 4 : 1-11.

229) 高橋剛夫, 飛松省三, 丹羽真一, 松浦雅人, 松岡洋夫, 三宅　進. 光感受性発作に関する委員会報告－アンケート調査結果－. 脳波と筋電図 1999 ; 27 : 365-7.

230) 高橋剛夫. 光感受性発作の脳波診断と防止策. 臨床神経生理学 2000 ; 28 : 236-45.

231) Takahashi T, Tsukahara Y. Photoparoxysmal response elicited by flickering dot pattern stimulation to the center and periphery. Electroencephalogr Clin Neurophysiol 2000 ; 111 : 1968-73.

232) Takahashi T, Kamijo K, Takaki Y, Yamazaki T. TV-related photosensitive seizure prevention by technical adjustments. Epilepsia 2001 ; 42（suppl 2）: 172.

233) 高橋剛夫, 塚原保夫, 柳原一照. 円形型ストロボフィルターを使った図形点滅と赤色点滅刺激による脳波賦

活. 日精診誌 2001；7：157-63.
234) Takahashi T, Kamijo K, Takaki Y, Yamazaki T. Suppressive efficacies by adaptive temporal filtering system on photoparoxysmal response elicited by flickering pattern stimulation. Epilepsia 2002；43：530-4.
235) Takahashi Y, Shigematsu H, Kubota H, Inoue Y, Fujiwara T, Yagi K, Seino M. Nonphotosensitive video game-induced partial seizures. Epilepsia 1995；36：837-41.
236) Takahashi Y, Fujiwara T, Yagi K, Seino M. Wavelength dependency of photoparoxysmal responses in photosensitive nonepileptic subjects. Tohoku J Exp Med 1997；181：311-9.
237) 玉井和人. 光過敏性てんかんにおける図形・赤色フィルターの有用性とその意義. 日児誌 1989；93：2003-10.
238) 玉井和人. ストロボフィルター法による光突発反応の賦活. 高橋剛夫, 黒岩義之編. 視覚と脳波の臨床. 東京：新興医学出版社, 1995：182-85.
239) 玉井和人. 急性脳症によって発症した光過敏てんかんの1例. 高橋剛夫, 黒岩義之編. 視覚と脳波の臨床. 東京：新興医学出版社, 1995：185-6.
240) 田辺卓也, 鈴木周平, 原　啓太, 島川修一, 田中啓子, 田上久樹, 若宮英司, 玉井　浩. テレビアニメ"ポケモン"による発作出現例の脳波所見と発作型推定. 日児誌 1999；103：414-9.
241) Tassinari CA, Rubboli G, Ricci R, Gardella E, Michelucci R. Self-induction of visually-induced seizures. In：Zifkin BG, Andermann F, Beaumanoir A, Rowan AJ, eds. Reflex epilepsies and reflex seizures（Advances in neurology 75）. Philadelphia：Lippincott-Raven, 1998：179-92.
242) 寺尾　章. 光過敏性てんかん展望. 川崎病院医誌 1971；3：195-211.
243) 寺尾　章. 光過敏性てんかん. 川崎医会誌 1999；25：132-42.
244) Tieber E. Anfallsmuster bei Augenschluss. Bericht über drei Fälle in einer Familie. Neuropädiatrie 1972；3：305-12.
245) 飛松省三, 張　有民, 重藤寛史, 友田靖子, 満留昭久. 視覚誘発電位, 脳波, 脳磁図を用いたポケモン発作の発症機序に関する研究. 山内俊雄, 江畑敬介, 黒岩義之. 光感受性発作に関する臨床研究. ヨーコー印刷, 1998.
246) Tobimatsu S, Zhang Y-M, Tomoda Y, Mitsudome A, Kato M. Chromatic sensitive epilepsy：a variant of photosensitive epilepsy. Ann Neurol 1999；45：790-3.
247) 当間　忍, 間野忠明, 塩沢全司. 閉瞼により誘発された seizure discharge. 臨床神経 1975；15：340-6.
248) 富岡千秋, 関　久友, 野村　宏, 高橋剛夫, 塚原保夫. 青色サングラスが有効であった進行性ミオクローヌスてんかんの1例. 仙台市立病院医誌 1991；11：51-5.
249) Topalkara K, Alarcon G, Binnie CD. Effects of flash frequency and repetition of intermittent photic stimulation on photoparoxysmal responses. Seizure 1998；7：249-55.
250) Tovée M. An introduction to the visual system. Cambridge：Cambridge University Press 1996.
251) 塚原保夫, 高橋剛夫. 脳波賦活のための視覚刺激装置. 医学のあゆみ 1972；81：818-9.
252) Tsukahara Y, Takahashi T. Visual stimulator for EEG activation. Electroencephalogr Clin Neurophysiol 1973；35：333-5.
253) Tsukahara Y, Takahashi T. Pattern-evoked high- amplitude photic driving in epileptic patients. In：Ito M, ed. Integrative control functions of the brain. Tokyo：Kodansha Scientific, 1979：90-2.
254) Vespignani H, Huttin B, Weber M. Crises épileptiques et jeux vidéo. Le Concours Médical 1986；108：2609-12.
255) Vignaendra V, Lim CL. Epileptic discharges triggered by eye convergence. Neurology 1978；28：

589-91.

256) 和田有司, 山口成良. 光過敏てんかんの基礎的研究－実験モデルと神経機構－. 高橋剛夫, 黒岩義之編. 視覚と脳波の臨床. 東京：新興医学出版社, 1995：234-42.

257) Walter WG, Dovey VJ, Shipton HW. Analysis of the electrical response of the human cortex to photic stimulation. Nature 1946；158：540-1.

258) Walter VJ, Walter WG. The central effects of rhythmic sensory stimulation. Electroencephalogr Clin Neurophysiol 1949；1：57-86.

259) Waltz S, Christen H-J, Doose H. The different patterns of photoparoxysmal response－a genetic study. Electroencephalogr Clin Neurophysiol 1992；83：138-45.

260) 渡辺修久, 岡田健, 三鍋博史, 妹尾知子, 小出典男. 間歇的光刺激における光源輝度の検討：テレビ視聴中に急性症状をきたした患者について. 医学検査 2001；50：1349-54.

261) Wilkins AJ, Andermann F, Ives J. Stripes, complex cells and seizures：an attempt to determine the locus and nature of the trigger mechanism in pattern-sensitive epilepsy. Brain 1975；98：365-80.

262) Wilkins AJ, Darby CE, Binnie CD. Neurophysiological aspects of pattern-sensitive epilepsy. Brain 1979；102：1-25.

263) Wilkins AJ, Binnie CD, Darby CE. Visually-induced seizures. Prog Neurobiol 1980；15：85-117.

264) Wilkins A. Visual stress. Oxford：Oxford University Press, 1995.

265) Wilkins AJ, Baker A, Amin D, Smith S, Bradford J, Zaiwalla Z, Besag FMC, Binnie CD, Fish D. Treatment of photosensitive epilepsy using coloured glasses. Seizure 1999；8：444-9.

266) Wolf P, Goosses R. Relation of photosensitivity to epileptic syndromes. J Neurol Neurosurg Psychiatry 1986；49：1386-91.

267) 山内俊雄, 江畑敬介, 黒岩義之. 光感受性発作に関する臨床研究. ヨーコー印刷, 1998.

268) 山内俊雄. ESGS 国内共同研究会報告書：電子ゲーム誘発発作に関する研究. ヨーコー印刷, 1999.

269) Yasuda K, Takanashi J, Sugita K, Niimi H, Iwasa H, Nakajima Y. Estimation of electric focus of photoparoxsymal discharge by dipole tracing method. In：Koga Y, Nagata K, Hirata K, eds. Brain topography today. Amsterdam：Elsevier 1998；491-4.

270) Zeki S. A vision of the brain. Oxford：Blackwell Scientific, 1993.

271) Quirk AJ, Fish DR, Smith SJM, Sander JWAS, Shorvon SD, Allen PJ. Incidence of photosensitive epilepsy：a prospective national study. Electroencephalogr Clin Neurophysiol 1995；95：260-7.

272) Drew P, Sayres R, Watanabe K, Shimojo S. Pupillary response to chromatic flicker. Exp Brain Res 2001；136：256-62.

謝辞　図 2-7, 図 2-31, 図 2-32, 図 2-33, 図 2-36, 図 2-47 の 6 図は Elsevier Science 出版社の許可を得て転載致しました。

和文索引

あ

青錐体　10
青メガネ　80, 81
赤　7, 11, 12
赤感受性　7
赤刺激　6, 7
赤錐体　10, 76
赤点滅　7, 8, 20, 34, 37, 51
赤点滅感受性　8, 9
赤点滅刺激　6, 7, 8, 9, 10, 20
赤のストロボフィルター　7

い

1卵性双生児　62
色-Off-PS 賦活　17
色感受性　53
色感受性発作　53
色ガラスフィルター　7
色刺激　6
色点滅刺激　9, 10
色フィルター　7
色メガネ　10

う

内田・クレペリン精神作業検査　70

え

映像視聴者の注意　78
円形型　25, 2828
円形型ストロボフィルター　25, 26, 27, 34, 53, 77

お

黄斑部　50
黄斑部刺激　4

か

拡散効果　17
覚醒時大発作てんかん　48, 63, 65, 66
片眼遮蔽　79, 81
杆体系　4
外因性 PPR　62
眼球圧迫　55, 56
眼球運動　20, 55
眼球運動型　58
眼球運動により誘発される突発波　58
眼球偏位　56
眼球偏位性てんかん　55
眼性てんかん　58

き

輝度感受性　53
輝度チャンネル（luminance channel）　47
基本同調駆動反応　41
急性症状　74
局在関連性てんかん　64
巨大体性感覚誘発電位　58
近見反応　56
均等 PPR　30, 37

く

空間視　49
空間周波数　4, 42, 49
空間周波数（spatial frequency, cycles/degree）　2
空間周波数のデイテクター　47
暗闇感受性　16
暗闇感受性発作　17

け

形態視　49

こ

濃い青の着色メガネの着用　79
行為誘発（praxis-induced）　70
行為誘発発作てんかん（epilepsy with praxis-induced seizures）　71
行為誘発発作（praxis-induced seizure）　70
光感受性　6, 8, 5, 51, 53
光感受性てんかん　10, 14, 20, 21, 21, 38, 53, 57, 58, 60, 61, 65, 66
光感受性てんかんモデル　21
光感受性発作　50, 51, 64, 65, 68, 78, 86
高輝度感受性　53
光駆動反応　17
光駆動反応（photic driving response）　27
高振幅光駆動反応　42, 44, 45, 49, 51, 52
後頭型（P-type）　20

後頭部徐波　2
後頭葉てんかん　44,45
光突発反応（photoparoxysmal response, PPR）　27
光突発反応　1
固視　15
固視（fixing）　4
固視解除感受性　16
固視点　16
混合型　58
コントラスト　49
コントラストの増大に対応する調節機構（contrast gain control）　53
5 Hz 点滅刺激　40

さ

左右半視野刺激　39
3 層頭部モデル双極子追跡法　51
3 大刺激要因　50

し

視覚感覚型　58
視覚系の情報処理　21
視覚刺激　11
視覚刺激装置 No.1　6
視覚刺激装置 NO.2　8,9,12,28,40,41,57,62
視覚刺激装置 SLS-5100　18,22,23,28,29,41,42,46,60,63,86,87,61
視覚刺激装置　9
視覚刺激により誘発される PPR　58
視覚刺激による脳波賦活　1
視覚誘発電位　26,47
視覚誘発電位（visual evoked potentials）　45
視覚領ニューロン　4

刺激周波数　53
縞模様　2
視野別視覚刺激　29
視野別刺激　42,44
視野別刺激のための正方形型ストロボフィルター　31
周辺　29,33,37
周辺刺激　34,37
症候性後頭葉てんかん　46
小細胞系　11,21
小児欠神てんかん　63
白点滅　38
神経心理学的脳波賦活　70
自己固有反射　56
自己持続性（self-sustained）　60
自己誘発　5
若年ミオクロニーてんかん　63,68,70
15 Hz　12
17 野　33
18, 19 野　34
受動的開眼　56
純粋光感受性てんかん　26,37,64,80,86

す

錐体系　4
ストロボ光刺激装置　1
ストロボフィルター　22,76,28,34,36,54
図形　12
図形感受性　4,6,21,53
図形感受性（pattern-sensitivity）　2
図形感受性てんかん　4,5
図形感受性てんかん（pattern sensitive epilepsy）　2
図形刺激　2
図形刺激による脳波賦活　2
図形閃光刺激　85

図形点滅　8,20,51
図形のコントラスト（Michelson contrast）　5

せ

正方形型　23,28
正方形型ストロボフィルター　23,24,28,30,42,51,52,65,80,87
セネガル産ヒヒ Papio papio　21
潜因性局在関連性てんかん　72
閃光刺激　8,18,24,53,60,85
閃光刺激の眼瞼による拡散　13,17
閃光刺激賦活　1
閃光点滅　13
舌状回　49,51
前後頭眼野　58
全視野　29
全視野刺激　33,40
全体野　13,14
全体野刺激　13,15,16
前頭型（A-type）　20
後頭眼野　58
前頭眼野　58
全般型（G-type）　20,21

そ

素因　62
走査（scanning）　4
外側膝状態キンドリングモデル　21

た

縦縞点滅　37,39
縦縞模様刺激　38
単一　11,12
大細胞系　11,21
脱同期　15,16
脱抑制　15

ち

中心 29, 33, 34, 37
中心脳 59
中枢（color center, color area） 49
超複雑型細胞（hypercomplex cell） 52
治療 85

て

低輝度視覚刺激 19, 24
低輝度視覚刺激による脳波賦活 2
適応型時間フィルター（adaptive temporal filter, ATF） 81
テレビてんかん 53
てんかん 25
てんかん症候群分類（1985） 63
てんかん症候群分類（1989） 64, 69, 86
点滅自動遙減装置 81, 82, 83
電子ゲームによる脳波賦活 69
電子ゲーム誘発発作 67, 68

と

特発性光感受性後頭葉てんかん 46, 47, 65
特発性光感受性後頭葉てんかん（idiopathic photosensitive occipital lobe epilepsy, IPOLE） 45
特発性全般てんかん 64
特発性光感受性後頭葉てんかん 52
突発波 2
突発波の生起部位 20
同期 15, 16

な

名札型 22, 76
名札型ストロボフィルター 22, 28

に

乳児重症ミオクロニーてんかん 3, 5

ね

年代相違 12

は

背側経路 49
発症メカニズム 51
半視野 34
バルプロ酸ナトリウム 59, 80, 85
パワースペクトル 43
パワースペクトル分析 42

ひ

光-On・Off 刺激 13
光駆動反応 40, 42, 44
非光感受性てんかん 60
非てんかん 60
非特殊投射系 50

ふ

不均等 PPR 30, 37
複合 11
複合刺激 12
複雑型細胞（complex cell） 4
輻湊 56
腹側経路 49

へ

閉・開眼 55, 56
閉眼 16, 55
閉眼下 16
閉眼で誘発されるてんかん 55
片頭痛−てんかん症候群（migraine-epilepsy syndrome） 65

ほ

防止策 78
紡錐状回 49, 51
ポケモン発作 53, 74, 76
ポケモン問題映像 83

み

ミオクローヌスてんかん 59
水玉点滅 34
水玉模様 2
水玉模様の空間周波数 32
緑 10
緑点滅刺激 11
民放連ガイドライン 78

む

無反応 30

も

問題映像 74, 75

ゆ

有線領 51
有線領（striate cortex） 33
有線領外皮質（extrastriate

cortex) 34

よ

要素別視覚刺激による脳波賦活　11
抑制　15
予後　86
1/4視野刺激　34

ら

ラッテンフィルター　7
ラムダ波　2
λ波　2

り

良性成人型家族性ミオクローヌスてんかん（BAFME）　58

れ

レーダー・チャート　35,36,38

ろ

ロンドン会議　69,71

欧文索引

A

A-type 57,58
ATFS 82

C

chromatic sensitivity 53

D

diffuse IPS 85
diffuser effec 17

E

electronic screen game-induced seizures, ESGS 67
equal PPR 30
ESGS 72
ESGS 国際共同研究班 72
ESGS 国内共同研究班 72
eye convergence 56
eye-closure 16
eyelid myoclonia with absences 59
eyes-closed 16

F

F-type 57,58
fixation-off sensitive epilepsies 16
fixation-off sensitivity 16
FOS 16

FOS てんかん 16
frontal eye field 58

G

G-type 57
Ganzfeld 13

H

high-luminance sensitivity 53

I

IPOLE 46,52,65
IPS 18

M

magnocellular system (Magno 系，大細胞系) 49
magnocellular 系 11,21
monochromatic sensitivity 53

N

near-vision reaction 56
neuro-ophthalmic epilepsy 58
no PPR 30

O

occipital eyefield 58
Off-PS 賦活 17
Off 賦活 13,14,55
On・Off 賦活 55
On 賦活 13

P

P-type 57,58
PAL 方式 71
parvocellular system (Parvo 系，小細胞系) 49
parvocellular 系 11,21
pattern sensitivity 53
patterned IPS 85
photic driving response 17,40
photic following 40
photosensitivity 53
PPR 1,6,8,12,25,49,76,79,80,81,83,87
PPR と臨床相関 60
PPR の健康人における出現頻度 60
PPR 出現率 63
preoccipital eye field 58
PS 33-plus 型ストロボ 24

S

scotosensitive seizures 17
scotosensitivity 16
seizures induced by eye deviation 55
seizures on closing the eyes 55
stimulus frequency 53

T

topographic mapping 43
unequal PPR 30

V

VEPs 45

VEP 46, 47, 48
visual evoked potential, VEP 26

W

Waltz らの分類 25, 36, 61, 65

著者略歴

高橋剛夫（たかはしたけお）

1934 年	石巻市生まれ
1959 年	弘前大学医学部卒業
1961 年～1964 年	アイオワ州立大学医学部精神科（臨床脳波）・神経科レジデント
1967 年	弘前大学医学部博士課程修了（医学博士）
	東北大学医学部神経精神科助手
1972 年	同講師
1979 年	ジョンズ・ホプキンズ大学神経科客員助教授
1980 年	仙台市立病院神経科・精神科部長
1993 年	八乙女クリニック開業（院長）　現在に至る

著書　「脳波のとり方－臨床脳波の基礎－」（和田豊治との共著，金原出版）
編著　「視覚と脳波の臨床」（黒岩義之との共編，新興医学出版社）
訳書　「ベントン視覚記銘検査使用手引」（三京房）
著書　「テレビ映像と光感受性発作」（新興医学出版社）

© 2002　　　　　　　　　　　　　　　　第1版発行　2002年7月20日

光感受性てんかんの臨床神経生理　　定価（本体4,300円＋税）

著　者　　高　橋　剛　夫

発行所　株式会社　新興医学出版社
発行者　　服　部　秀　夫
〒113-0033　東京都文京区本郷 6-26-8
電話　03（3816）2853
FAX　03（3816）2895

検印省略

印刷　株式会社　春恒社　　ISBN4-88002-610-7 C 3047　　郵便振替　00120-8-191625

○本書のおよびCD-ROM版の複製権・翻訳権・譲渡権・公衆送信権（送信可能化権を含む）は株式会社新興医学出版社が所有します。
○JCLS ＜㈱日本著作出版権管理システム委託出版物＞
本書の無断複写は著作権法上での例外を除き禁じられています。複写される場合は，その都度事前に㈱日本著作出版権管理システム（電話 03-3817-5670，FAX 03-3815-8199）の許諾を得てください。